OPÉRATIONS PRÉLIMINAIRES

A L'EXTIRPATION

DES TUMEURS

(Écrasement linéaire, — galvanocaustie)

DE LEUR COMBINAISON

PAR

Le D^r T_h. RAYMOND

INTERNE EN MÉDECINE ET EN CHIRURGIE DES HOPITAUX DE PARIS,
MEMBRE DE LA SOCIÉTÉ ANATOMIQUE,
MÉDAILLE D'ARGENT DU GOUVERNEMENT (CHOLÉRA D'AMIENS 1866).

PARIS

ADRIEN DELAHAYE, LIBRAIRE-ÉDITEUR
PLACE DE L'ÉCOLE-DE-MÉDECINE

—

1870

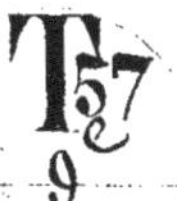

OPÉRATIONS PRÉLIMINAIRES

A L'EXTIRPATION

DES TUMEURS

(Écrasement linéaire, — galvanocaustie)

DE LEUR COMBINAISON

PAR

LE D^r T_H. RAYMOND

INTERNE EN MÉDECINE ET EN CHIRURGIE DES HOPITAUX DE PARIS,
MEMBRE DE LA SOCIÉTÉ ANATOMIQUE,
MÉDAILLE D'ARGENT DU GOUVERNEMENT (CHOLÉRA D'AMIENS 1866).

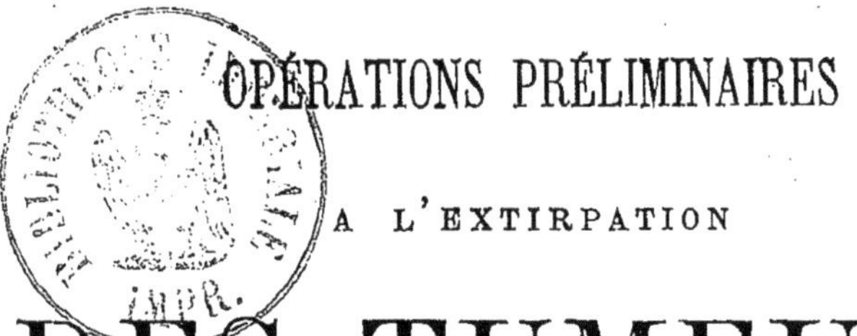

PARIS

ADRIEN DELAHAYE, LIBRAIRE-ÉDITEUR

PLACE DE L'ÉCOLE-DE-MÉDECINE

1870

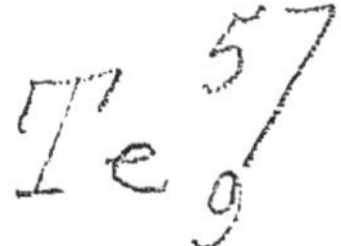

INTRODUCTION

Nous ne chercherons pas à étudier la valeur relative des différentes méthodes d'extirpation des tumeurs, la critique en ayant été admirablement faite par M. Broca, dans son Traité des tumeurs.

D'après les conseils de mon excellent maître M. Verneuil, auquel je suis heureux de témoigner ici toute ma reconnaissance, nous essaierons, dans une première partie de cette thèse, de résumer les opérations préliminaires à l'extirpation des tumeurs ; dans la seconde partie, nous étudierons les indications que présentent deux nouvelles méthodes d'exérèse : l'écrasement linéaire et la galvanocaustie.

Puis, dans un dernier chapitre, nous chercherons les avantages que peut donner la combinaison de ces deux méthodes avec l'instrument tranchant, pour l'extirpation de certaines tumeurs.

OPÉRATIONS PRÉLIMINAIRES

A

L'EXTIRPATION DES TUMEURS

CHAPITRE Ier.

LIGATURE PRÉALABLE DES ARTÈRES.

La ligature des artères a été faite par les chirurgiens, surtout dans le but d'amener l'atrophie, soit de tumeurs cancéreuses ou hypertrophiques, soit de tumeurs érectiles, ou au moins d'en arrêter la marche. Quant à la ligature préalable faite, comme premier temps d'extirpation des tumeurs, dans le but de parer aux dangers de l'hémorrhagie, les chirurgiens l'ont pratiquée bien moins souvent.

Les artères qui ont donné lieu le plus souvent à cette opération préliminaire sont : la carotide primitive, la carotide externe et la linguale.

Ligature de la carotide primitive. — Goadlad (1) est le premier chirurgien qui en 1816 ait fait la ligature préalable de la carotide primitive, pour l'ablation d'une énorme tumeur de la tête et de la partie supérieure du cou. Après lui, Fouillay, Roux, ont pratiqué la même opération; en 1821 de Graefe désarticule la moitié de la mâchoire inférieure, après avoir fait la ligature de la carotide. Dzondi, Gensoul en font autant. De 1821 à 1823, on fait quatre fois la ligature préalable de la carotide primitive; plus tard une réaction se manifeste contre cette

(1) (Verneuil, *Gazette hebdomadaire*, 1863.)

Raymond.   2

opération, et alors on a recours aux ligatures temporaires ou ligatures d'attente. Velpeau, dans son Traité de médecine opératoire (t. III), dit qu'il n'a jamais eu besoin de lier d'avance les vaisseaux carotidiens dans l'ablation des tumeurs parotidiennes, et il rejette la ligature préalable, s'appuyant sur ce fait, que si la blessure de la carotide externe est à peu près inévitable, la carotide, interne peut être assez souvent respectée, et il conclut en disant qu'on peut éviter les hémorrhagies, si on a soin d'entourer l'artère carotide primitive d'une ligature d'attente, ainsi que l'ont fait Béclard, Carmichaël, Gensoul, Lisfranc.

Cependant cette opération préliminaire ne fut pas complétement abandonnée ; Chassaignac, Sédillot lient avec succès la carotide primitive pour un cancer de la parotide, Lizars pour un sarcôme du maxillaire supérieur. Follin pour un cancer des amygdales, d'autres chirurgiens également ayant placé une ligature d'attente, sont obligés, à cause de l'hémorrhagie, de faire la ligature de l'artère, c'est ainsi que MM. Richard et Denonvilliers sont obligés de lier la carotide pour unetumeur parotidienne. Carmichaël pratique également avec succès cette ligature pour une tumeur de la parotide. Warren pour une tumeur du corps thyroïde, ne pouvant lier l'artère thyroïdienne, pratique avec succès la ligature de la carotide. Scott pour une tumeur de l'os maxillaire supérieur. Citons aussi Mott, Bauer, Huguier, Luzenberg, Chassaignac, qui pratiquent la même opération; enfin en 1863, M. Verneuil lut à la Société de chirurgie une observation d'ablation de tumeur récidivée de la parotide faite avec succès, après ligature préalable de la carotide primitive.

Tumeur recidivée de la parotide, ligature préalable de la carotide primitive.

Guérison (Bulletin Soc. chirurgie, 1863). Toute larégion latérale

du cou était envahie par une tumeur bosselée, étendue de haut
en bas depuis le lobule de l'oreille, jusqu'à deux travers de doigt
de la clavicule, et d'avant en arrière depuis le bord postérieur du
maxillaire, jusqu'à deux travers de doigt de la ligne des apo-
physes épineuses.

Aucun soulèvement de la paroi du pharynx, qui n'était pas envahie. Essai de la ligature de la carotide externe, empêchée par
le refoulement de la carotide primitive au niveau de sa bifurcation.

Ligature de la carotide primitive, durant quatorze minutes, dissection de la tumeur, les grosses branches du facial peuvent être
conservées.

La carotide externe est coupée, elle fournit un jet de sang, peu
fort, s'élevant à 2 centimètres de hauteur; deux ligatures sont
appliquées sur les deux bouts. Il n'est pas fait d'autres ligatures.

Il s'est écoulé en tout 200 gr. de sang. Chute des ligatures du
quatorzième au vingtième jour. Pas d'accidents cérébraux. Guérison.

Cette observation donna lieu, à la Société de chirurgie (1), à
une discussion très-vive, sur la valeur chirurgicale de la ligature préalable de la carotide primitive. M. Richet repoussait
la ligature préalable, la réservant seulement pour les cancers
de la parotide ayant pénétré jusqu'au paquet vasculo-nerveux
qui avoisine le pharynx et qui comprend la carotide interne,
la jugulaire interne et le pneumogastrique ; et à l'appui de
son opinion il disait :

1° Que relativement aux hémorrhagies qui surviennent
pendant une opération, il ne croyait pas qu'avec l'habitude
opératoire, il pût arriver à un chirurgien, de perdre un malade par l'écoulement du sang.

2° Que relativement à l'avantage de n'être pas gêné par le
sang, il y avait des cas, et notamment celui de William
Goadlad, dans lesquels l'écoulement du sang avait été très-

____

(1) *Bulletin de la Sociét de chirurgie*, 1863.

considérable malgré la ligature préventive, en outre la ligature de la carotide primitive lui paraissait présenter de nombreux inconvénients, tels que :

1° La difficulté opératoire;

2° La ligature du pneumogastrique comme cela est arrivé à Roux et à Robert;

3° L'hémorrhagie consécutive par la plaie;

4° Les accidents cérébraux.

M. Verneuil répondait à ces objections par les conclusions suivantes :

« 1° Il existe plusieurs cas de mort par hémorrhagie au moment même de l'opération, survenus, entre les mains de chirurgiens expérimentés, parmi lesquels on peut citer Weinhold qui perdit un malade d'hémorrhagie pendant une extirpation de la parotide.

Michaux (de Louvain) qui fut obligé de pratiquer la transfusion du sang pendant l'ablation d'un polype naso-pharyngien. Warren qui perdit un malade dans les 24 heures, après l'ablation d'une tumeur de la glande sous-maxillaire, la linguale et la faciale avaient été coupées, enfin trois cas qui me sont propres, dans lesquels je n'ai pu attribuer la mort qu'à la déperdition du sang.

2° Il y a des cas où la ligature de la carotide n'a pas empêché l'écoulement du sang au moment de l'opération, mais on peut répondre à ces faits, en disant que l'écoulement du sang eût pu être bien plus abondant sans la ligature de la carotide.

3° Dans nombre de cas les moyens ordinaires d'hémostase ont été insuffisants, notamment dans les cas de Carmichaël, de Warren, de Scott, qui sont obligés de lier la carotide primitive à cause de l'hémorrhagie et la lient avec succès ; il existe aussi d'autres observations où l'extirpation de la tumeur provoque une telle hémorrhagie, que séance tenante on croit indispensable de lier la carotide primitive, enfin il existe d'autres cas où une ligature d'attente ayant été placée au début, dut être serrée dans le cours de l'opération, et notamment dans les cas de Mott, Bauer, Huguier, Luzenberg et Chassaignac.

4° La ligature préliminaire de la carotide a permis d'enlever des tumeurs énormes avec des pertes de sang presque insignifiantes, et si elle n'est pas toujours aussi efficace à cause des anastomoses qui versent du sang à la surface de la plaie, soit en nappe, soit en jet, l'hémorrhagie qui s'effectue par ce mécanisme est ordinairement médiocre et facile à surmonter.

5° La ligature de la carotide exerce une influence favorable sur la cicatrisation de la plaie, à cause de l'obstacle qu'elle met à l'abord du sang.

Pour ce qui est des inconvénients de la ligature M. Verneuil répondait ainsi :

1° Difficultés opératoires et ligature du pneumogastrique. — Si la blessure d'organes importants s'observe dans la ligature de la carotide primitive, à plus forte raison doit-on l'observer dans l'extirpation des tumeurs volumineuses du cou ; tandis qu'en revanche dans quelques observations d'extirpation de la parotide, le chirurgien n'étant pas gêné par le sang a pu disséquer le facial et le conserver.

2° Hémorrhagie consécutive. — Dans les cas cités par M. Richet, dus à Marjolin et à Giraux (1), il s'agit de plaies par armes à feu, qui n'ont rien à faire avec les ligatures préliminaires.

On voit que de nombreuses objections ont été faites à la ligature préalable de la carotide primitive. En premier lieu nous citerons les complications de la plaie elle-même et les dangers de l'hémorrhagie consécutive. A la première objec-

______

(1) Traité d'Hodyson.

tion nous répondrons que si des phegmons des abcès peuvent
être la conséquence de la plaie de la ligature elle-même, ce
danger n'est pas suffisant pour faire proscrire la ligature de
la carotide primitive.

Quant à l'hémorrhagie consécutive après l'ablation de la
tumeur, si le chirurgien a soin de lier les artères au fur et à
mesure qu'elles sont ouvertes, bien que le jet de sang qu'elles
fournissent ne s'élève qu'à une hauteur peu considérable, le
plus souvent l'hémorrhagie consécutive sera évitée.

Mais la principale objection qui ait été faite à la ligature de
la carotide primitive, c'est la production d'accidents cérébraux
graves ; c'est ainsi que dans la thèse d'Ehrmann, sur 187 cas
de ligature de la carotide primitive, on trouve 41 cas dans
lesquels il y a eu des troubles cérébraux graves, environ 25
pour cent, de même dans le mémoire de M. Lefort (Bulletins
de l'Académie de médecine 1868) sur un total de 241 cas de ligature de la carotide on trouve 73 cas suivis d'accidents cérébraux, parmi lesquels 54 morts, aussi ces deux chirurgiens
rejettent-ils la ligature de la carotide primitive.

Assurément ces deux statistiques donnent une mortalité
effrayante ; mais il faut remarquer que sur ces 241 cas, il y en
a un petit nombre seulement, où la ligature de la carotide a été
faite comme ligature préalable ; dans presque tous, il s'agissait soit de tumeurs érectiles, soit de tumeurs cancéreuses dont
on voulait déterminer l'atrophie, et dont l'extirpation avait
été abandonnée, ou bien de tumeurs anévrysmales, cas
dans lesquels les parois des artères étant altérées, venaient
singulièrement prédisposer à l'hémorrhagie consécutive, ou
aux accidents cérébraux, enfin dans quelques cas il s'agissait
de malades épileptiques, chez lesquels la ligature avait été
faite dans un but thérapeutique, et qui évidemment ne doivent pas entrer en ligne de compte.

Dans le relevé des cas de ligature préléminaire fait par M. Verneuil, la proportion des morts par accidents cérébraux se réduit de beaucoup ; ainsi sur 31 cas de ligature préliminaire de la carotide primitive, parmi lesquels il en existe 6 où elle a été faite par nécessité, à cause de l'écoulement du sang, on trouve 22 cas où le malade a guéri sans accidents cérébraux, et 9 cas de mort, parmi lesquels 4 fois la mort a eu d'autres causes ; 2 fois il y a eu des accidents cérébraux (Scott et Maisonneuve); 2 fois des lésions thoraciques par section du pneumogastrique (Chassaignac et Mott); et une fois méningo-encéphalite et infection purulente (Sédillot).

Que si maintenant, d'après les expériences de E. Goujon faites sur des chiens, nous admettons que la plupart des accidents cérébraux sont dus à la section des filets du grand sympathique, plutôt qu'à l'anémie qui résulte de l'interruption du cours du sang dans les artères, on comprend qu'ils deviendront plus rares, en ayant soin de dénuder l'artère avec soin.

Il y a aussi une autre cause qui peut avoir une grande influence sur la production des accidents cérébraux : c'est l'oblitération des gros troncs veineux.

L'observation suivante tendrait à le démontrer :

Tumeur encéphaloïde sous-maxillaire pesant 800 grammes. (Bouyer, de Saintes. *Bulletin de la Société de chirurgie*, 1864.)

Ligature préalable de la carotide primitive. Pas d'accidents cérébraux. Douze jours après la ligature, extirpation de la tumeur avec l'écraseur. Hémorrhagie à la fin de l'opération, arrêtée facilement par le perchlorure de fer. Mort trois jours après dans le coma.

Le chirurgien attribue la mort à un épanchement intra-crânien, dû à la difficulté qu'éprouvait le reflux du sang, par suite de la suppression des gros troncs veineux compris dans la chaîne de l'écraseur.

La ligature préalable de la carotide primitive débarrassée des accidents dus à la lésion du grand sympathique, du pneumogastrique, ou de la jugulaire, serait donc une opération moins grave que ne l'ont dit les chirurgiens. Cependant, eu égard à la possibilité de ces mêmes acidents, elle n'en constitue pas moins une opération d'une gravité incontestable ; aussi doit-on la réserver pour l'extirpation des tumeurs dans lesquelles il y a :

1° Un volume énorme de la tumeur ;

2° Une vascularité très grande ;

3° Des adhérences larges dans les régions profondes et notamment au paquet vasculo-nerveux du cou.

4° Un affaiblissement considérable du sujet. — Faite dans ces conditions, la ligature de la carotide, outre qu'elle permettra au chirurgien de se mettre à l'abri d'une hémorrhagie foudroyante, permettra souvent de tenter l'extirpation de ces tumeurs parotidiennes volumineuses à prolongements multiples réputées incurables, alors qu'il n'y aura pas à se préoccuper de l'hémorrhagie, de plus elle pourra exercer une heureuse influence sur la tumeur elle-même et en prévenir la récidive, comme le prouvent les exemples d'atrophie de tumeurs parotidiennes traitées par la ligature de la carotide (Harvey, Flaubert, Hosock (de New-Yorck).

Au sujet de la ligature de la carotide, citons ici une opération préliminaire qui trouvera une application utile dans quelques cas particuliers, et qui n'offre pas les dangers de la ligature de la carotide primitive : c'est l'écartement de la carotide interne et de la jugulaire pratiquée en 1848 par Blandin et en 1862 par M. Demarquay (*Bulletin de la Soc. chirurg.*, 1848 et 1862). Voici la description de l'opération : Cancer de l'amygdale droite, du voile du palais, et des parties latérales de la langue (Demarquay, *Bull. de la Soc. chirurg.*

de 1862). « Craignant de prendre la carotide interne dans l'anse de l'écraseur, je fis une incision au-dessous de l'oreille, longeant le bord interne du sterno-mastoïdien ; j'arrivai sur les vaisseaux et je les écartai, puis saisissant l'amygdale avec des pinces, je plaçai une chaîne d'écraseur au-dessous de la tumeur. Pas d'hémorrhagie. Guérison complète.

Cette opération doit être reservée pour les cas où la tumeur siége en-dedans des vaisseaux carotidiens, comme dans les cas de cancer de l'amygdale, de la paroi interne du pharynx ; mais lorsque la tumeur proémine à l'extérieur, on conçoit facilement qu'elle ne soit plus applicable.

Ligature de la carotide externe. — La ligature de la carotide externe présente une gravité beaucoup moins grande que celle de la carotide primitive. Sur un relevé de 24 cas de ligature de la carotide externe fait par M. Guyon (*Mém. de la Soc. chirurg.*, 1865) on trouve 23 succès et un cas de mort. Parmi ces faits il y a 4 cas de ligature préliminaire pratiquée avec succès et sans hémorrhagie consécutive par Scott et Lizars, pour une tumeur du maxillaire supérieur ; par Wutzer (de Bonn), pour une tumeur de l'amygdale, et par M. Maisonneuve, pour un cancer de la langue. Ajoutons à ces faits un cas de ligature préalable qui s'est terminé par la mort. (Verneuil, *Bull. de la Soc. chirurg.*, 1870) : il s'agissait d'une tumeur récidivée du maxillaire inférieur ; il y eut une hémorrhagie secondaire par le bout central de l'artère au neuvième jour. La carotide primitive fut liée et le malade mourut 24 heures après (nous rapportons l'observation plus loin).

D'après la statistique de M. Guyon, on serait autorisé à conclure que la ligature préalable de la carotide externe doit être préférée à la ligature de la carotide primitive dans un grand nombre de cas; mais plusieurs objections se présentent.

1° La présence de collatérales volumineuses rend la formation du caillot difficile, et par suite l'hémorrhagie secondaire doit être à craindre au moment de la chute du fil.

2° Souvent la ligature de la carotide externe est insuffisante à prévenir l'hémorrhagie.

Pour ce qui est de la première objection, si la théorie semble en démontrer la valeur, on peut voir d'après le relevé de M. Guyon, que pratiquement ce danger n'est pas à craindre. Il y a bien le fait de M. Verneuil dans lequel il y a une hémorrhagie secondaire au neuvième jour; mais à l'autopsie on trouva une altération du foie à laquelle il n'hésite pas à rapporter la production de l'hémorrhagie, s'appuyant sur un grand nombre de faits semblables dans lesquels l'altération de l'organe hépatique a paru exercer une influence considérable sur la production des hémorrhagies secondaires.

Quant à l'objection de l'insuffisance de la ligature de la carotide externe, assurément elle a une grande valeur, lorsqu'il s'agit d'obtenir l'atrophie de certaines tumeurs ; c'est ainsi que dans les observations de M. Bertherand (*Gazette hôp.*, 1860), de Vallax (de Dublin) où il s'agissait de tumeurs cirsoïdes artérielles, on trouve que la tumeur momentanément flétrie reparut au bout d'un certain temps à cause des anastomoses qui avaient rétabli le cours du sang. Mais la ligature de la carotide externe considérée comme ligature préliminaire ne présente plus le même inconvénient. Il y a bien à craindre l'hémorrhagie consécutive par la plaie ; mais si la tumeur à enlever ne comprend pas dans son épaisseur la carotide interne ou la carotide primitive, et si elle n'est alimentée que par les branches de la carotide externe, l'hémor-

rhagie consécutive sera très-rare, pourvu que le chirurgien
ait soin de lier les bouts périphériques centraux des artères,
au fur et à mesure qu'elles sont coupées, à moins qu'il n'emploie l'écraseur linéaire ou le galvano-cautère.

Considérée en elle-même la ligature préliminaire de la
carotide externe présente les avantages communs à toutes
les ligatures préliminaires dont nous avons parlé à propos
de la ligature de la carotide primitive ; mais eu égard
à la disposition et au grand nombre de ses collatérales et
à leur distribution, elle présente des indications spéciales.
C'est ainsi que pour les tumeurs ayant envahi la parotide,
elle permettra au chirurgien de disséquer les filets du facial
et d'éviter des hémiplégies incurables. De même pour les
tumeurs érectiles de la surface extérieure, latérale du crâne,
alors que l'extirpation est souvent si dangereuse à cause de
l'hémorrhagie , et que d'un autre côté la ligature de la
carotide externe seule est si souvent insuffisante, on pourra
en combinent la ligature préliminaire avec l'extirpation,
les enlever d'une manière à la fois plus facile et plus sûre,
et en même temps en prévenir la récidive.

En résumé, nous dirons :

1° Que, eu égard à son peu de gravité, la ligature de la
carotide externe ne présentant par les accidents qui suivent
la ligature de la carotide primitive, devra lui être préférée
toutes les fois que la tumeur siégera sur l'une des branches
la carotide externe.

2° Bien qu'il y ait de nombreuses anastomoses avec les
collatérales de la carotide externe, le chirurgien ne devra
par craindre l'hémorrhagie consécutive, pourvu qu'il ait
soin de faire dans la plaie les ligatures nécessaires.

3° Tout en étant utile pour l'extirpation de toutes les tumeurs alimentées par ses branches, et où l'hémorrhagie trop

abondante pourrait mettre la vie du malade en danger, la ligature de la carotide externe trouvera une indication spéciale dans l'ablation de la parotide et des tumeurs érectiles du crâne et de la face.

Ligature de l'artère linguale. — La ligature d'une ou des deux linguales a été pratiquée 15 fois. Dans cinq cas dont deux dus à Liston et a Moore et trois à M. Demarquay, elle a été faite dans le but d'arrêter dans leur marche des tumeurs de la langue; dans quatre cas pour arrêter une hémorrhagie (MM. Maisonneuve, Deguise, Demarquay et Lannelongue.) Enfin, dans six autres cas, elle fut faite comme ligature préalable avant l'ablation d'un cancer de la langue par Mirault, Flaubert, Roux, Sédillot et Malgaigne.

Nous n'avons pas à nous occuper ici des cinq faits de ligature de la linguale, pratiquée dans le but d'amener l'atrophie des tumeurs de la langue; disons seulement que dans le cas de Liston le succès a été complet, et dans les autres la ligature a été avantageuse en arrêtant pendant quelque temps la marche du cancer.

Quant aux autres cas, nous trouvons que dans les faits de ligature préalable, l'interruption du cours du sang a permis d'achever l'extirpation de la tumeur sans hémorrhagie : les auteurs disent qu'à peine il s'est écoulé une cuillerée de sang. Il n'y a pas eu, non plus, d'hémorrhagie consécutive.

Dans les quatre cas de ligature faite pour arrêter une hémorrhagie, une fois (Maisonneuve) la ligature a été faite pour une plaie de la langue et de la bouche, à la suite d'un coup de feu. Le malade est mort d'hémorrhagies malgré la ligature. Une fois (Deguise) pour un nævus ulcéré de la langue, donnant lieu à des hémorrhagies inquiétantes; le malade a guéri ; et deux fois (Demarquay et Lanne-longue) pour une hémorrhagie survenue après l'ablation d'un cancer de la langue l'hémorrhagie, s'est arrêtée immédiatement et les malades ont guéri.

Je rapporte ici cette dernière observation que je dois à l'obligeance de mon collègue et ami M. Berger.

Epithélioma du côté droit de la langue profondément ulcéré, porté par une base indurée occupant à peu près les deux tiers moyens du bord de la langue.

Le 3 mars, M. Gosselin passe avec une aiguille un fil à travers la langue pour l'attirer en avant, puis, saisissant avec une pince de Musseux la partie malade, il l'excise avec des ciseaux courbes jusqu'à une profondeur de 1 centimètre et demi. Le sang s'écoule avec abondance et remplit la bouche ; il y a même un jet artériel considérable. M. Gosselin procède alors à l'hémostase de la façon suivante : la lèvre supérieure et la lèvre inférieure étant protégées par des compresses mouillées, la face interne de la joue par une atelle en bois, et la bouche maintenue ouverte par un baillon glissé entre les dents, M. Gosselin éteint successivement plusieurs cautères sur la plaie.

Cette partie du Manuel opératoire est très-difficile et très-douloureuse. Le sang éteint en partie les fers avant qu'ils portent leur action sur la plaie. Neuf ou dix applications de fer rouge sont faites, l'hémorrhagie parvient à être arrêtée, mais dans la journée le gonflement de la langue devient très-considérable, les lèvres, les joues sont fort douloureuses, et le siége de brûlures au premier et au second degré. Trois jours après, hémorrhagie artérielle à neuf heures du soir, application de perchlorure de fer sur la plaie ; l'hémorrhagie s'arrête, mais reparaît à minuit. Le malade a perdu beaucoup de sang. Impossssible de lier les bouts artériels, le tissu de la langue se déchire. M. Lannelongue étant appelé, pratique la ligature de la linguale, l'hémorrhagie s'arrête immédiatement.

8 mars. L'hémorrhagie n'a pas reparu, le gonflement de la langue a diminué beaucoup.

16 avril. Le malade qui est revenu voir M. Gosselin est complé-

tement guéri, la plaie de la ligature est également cicatrisée et peu apparente.

Sur dix cas de ligature de la linguale il y a donc neuf succès, et même le cas de M. Maisonneuve étant très-complexe à cause des nombreux délabrements produits par l'arme à feu, ne doit pas entrer en ligne de compte dans cette statistique.

Dans toutes ces observations la plaie de la ligature n'a été le siége d'aucune complication : un peu de dysphagie seulement a été signalée pendant les premiers jours.

En présence de ces faits, il y a lieu de rechercher si la ligature préalable d'une ou des deux linguales ne devrait pas, dans la plupart des cas, constituer le premier temps de l'ablation de la langue.

Si nous examinons rapidement les diverses méthodes d'extirpation de la langue, nous voyons qu'aucune ne met en garde d'un façon sûre contre l'hémorrhagie.

L'instrument tranchant expose le plus à l'hémorrhagie. M. Chassaignac (Traité de Médecine opératoire, page 524), énumérant les nombreuses circonstances qui donnent aux hémorrhagies de la langue un caractère particulier d'opiniâtreté en a fourni les preuves. Ce sont :

1° Le volume du système artériel ;

2° La difficulté de saisir avec précision l'extrémité d'un vaisseau pour y appliquer une ligature ;

3° La dissolution des caillots par l'humidité de la région buccale ;

4° Enfin, le fer rouge lui-même est d'une application difficile. Nous avons pu voir, par l'observation rapportée plus haut que la cautère s'éteint très-promptement à cause de l'abondance du sang. De plus, l'application en est très-douloureuse et expose à des brulûres de la bouche qui ajoutent à l'état inflammatoire provoqué par l'opération elle-même ; enfin elle ne met pas à l'abri de l'hémorrhagie consécutive.

L'écrasement linéaire et la galvano-caustique mettent bien plus sûrement à l'abri de l'hémorrhagie, mais pas d'une manière absolue. Ainsi, d'après une statistique dressée par Otto Just (Bouisson, Dict. encyclop. des sciences médicales, tome Ier, 2e série, page 421), sur 21 amputations par l'é-craseur, il y a eu 8 fois hémorrhagie ; 2 fois, il est vrai, une marche trop rapide avait été imprimée à l'instrument.

Sur quatre amputations par la galvano-caustique, il y a en trois fois hémorrhagie, dont deux immédiates, et une au huitième jour. Si nous ajoutons à cela que l'écraseur et le galvano-cautère sont d'un emploi difficile, lorsqu'il s'agit de tumeurs étendues ayant envahi le plancher de la bouche, tandis que l'instrument tranchant est le moyen par excellence, car il permet de dépasser sûrement les limites du mal, ou voit que la ligature préalable de la linguale devient d'une grande utilité, d'autant plus que, lorsque l'hémorrhagie consécutive survient 2, 3, 8 jours après l'opé-ration, alors que la langue est gonflée, ramollie par l'in-flammation, il devient très-difficile, à cause de la friabilité des tissus qui se déchirent, soit de lier les bouts artériels, soit même d'y appliquer un caustique dont l'eschare se détache trop rapidement, et la ligature de la linguale de-vient nécessaire.

En resumé, d'après les faits connus, la ligature, de la lin-guale présente les avantages suivants :

1° Elle met d'une façon absolue à l'abri de l'hémorrhagie soit primitive, soit consécutive ;

2° Lorsqu'il s'agit de tumeurs étendues, elle permet d'em-ployer l'instrument tranchant, et de pouvoir ainsi presque à sec poursuivre les dernières limites du mal ;

3° Par l'obstacle à l'abord du sang dans la plaie, elle hâte la cicatrisation et diminue l'inflammation consécutive à l'opération;

4° Elle peut être d'une grande efficacité au point de vue de la récidive, dans les cas de tumeurs cancéreuses : on sait, en effet, l'influence favorable qu'elle exerce sur leur marche.

Si maintenant nous ajoutons à ces avantages :

1° Que le manuel opératoire de la ligature de la linguale ne présente pas de difficultés ;

2° Que la plaie n'a jamais donné lieu à des complications sérieuses, un peu de dysphagie seulement a été notée ;

3° Que souvent après l'ablation par l'instrument tranchant, l'écraseur ou le galvano-cautère, l'hémorrhagie consécutive nécessite la ligature de la linguale ,

On peut en conclure que la ligature préliminaire d'une ou des deux linguales doit devenir d'un emploi plus général.

Son utilité sera surtout très-grande:

1° Lorsque la tumeur occupant tout un bord de langue et s'étendent vers la base, ne pourra être enlevée facilement avec l'écraseur ;

2° Lorsque la tumeur occupera une grande partie de la langue et aura envahi le plancher de la bouche ;

3° Lorsqu'il s'agira de ces cas d'hypertrophie de la langue, car elle permettra d'employer le procédé de Boyer, dit en V, de tenter la réunion immédiate.

Nous ne dirons rien de la ligature préliminaire des membres ; leur disposition anatomique, la faculté avec laquelle on peut les comprimer pendant l'extirpation des tumeurs situées sur leur trajet, ôtent toute utilité à leur ligature préalable.

CHAPITRE II.

OPÉRATIONS PRÉLIMINAIRES AYANT POUR BUT D'OUVRIR UNE ISSUE AUX INSTRUMENTS.

Nous diviserons ces opérations en opérations prélimi-naires :

1° A certaines opérations sur la face ;

2° A l'extirpation des tumeurs de la langue et du plancher buccal ;

3° A l'extirpation des tumeurs des fosses nasales et du pharynx ;

4° A l'extirpation des tumeurs du larynx ;

5° A l'extirpation de polypes utérins.

Opérations préliminaires à certaines opérations sur la face. — Tamponnement des fosses nasales. — M. Verneuil, dans un mémoire lu à la Société de chirurgie, s'exprime ainsi sur ces opérations préliminaires (*Bull. Soc. chirurg.*, 1869).

Lorsqu'on opère sur la langue, les mâchoires, les joues, les lèvres, les fosses nasales, le sang tombe dans les voies aériennes et provoque des accès de suffocation dans le pharynx et s'accumule dans l'estomac. De plus il masque la voie que doivent suivre les instruments. Enfin le malade ne peut être chloroformé qu'imparfaitement et doit être assis. Pour empêcher l'écoulement dans le pharynx et pro-curer au malade le bénéfice de l'anesthésie complète, j'ai agi ainsi qu'il suit :

1° Dans les opérations n'intéressant que les fosses nasales, je fais à l'avance le tamponnement postérieur des fosses nasales ;

2° Dans celles qui portent sur le parois de la bouche, je réserve pour les *dernières* les incisions qui pénètrent dans cette cavité ;

3° Dans les mutilations qui atteignent les cavités nasales et buccales, j'associe les deux précédentes opérations.

J'ai agi ainsi onze fois. Dans cinq cas il s'agissait de tumeurs de l'aile du nez, des fosses nasales, ou des cavités qui en dépendent. Dans quatre cas j'avais affaire à des tumeurs des lèvres, des joues, et du plancher buccal. Dans deux cas, j'ai fait la résection du maxillaire supérieur et de la voûte palatine.

Toujours, même dans les deux derniers cas, j'ai tiré le meilleur parti de ces procédés opératoires, et dix fois sur onze les suites de l'opération ont été d'une extrême simplicité.

Je rapporte ici une observation prise dans les service de M. Verneuil, en 1868, où ces préceptes ont été également mis en pratique avec succès.

Adénome de la parotide accessoire, du volume d'une orange, enlevé par M. Verneuil, le 14 juillet 1868.

La tumeur, de forme conique, occupe l'épaisseur de la paroi buccale, sans prolongements et sans adhérences, ni au masséter, ni au maxillaire. La peau est saine, sans adhérences à la tumeur, excepté vers sommet, qui présente une coloration bleuâtre. A l'intérieur de la bouche, la muqueuse est ulcérée et donne passage à un fongus grisâtre.

Opération.—La malade étant chloroformée, M. Verneuil fait deux incisions elliptiques autour de la tumeur, en laissant outefois une bandelette de peau intacte entre la commissure des lèvres et la production morbide, puis, avec le bistouri, dissèque la tumeur à sa partie inférieure, et coupe immédiatement la maxillaire externe qui est liée ; sûr alors de cette artère, il poursuit la dissection au-dessus et au-dessous de la tumeur, jusqu'à la muqueuse, mais sans ouvrir la cavité buccale, de manière que le sang fourni par diverses artérioles, au fur et à mesure qu'elles sont liées, ne peut pénétrer dans la bouche, et être avalé par la malade qui est toujours maintenue drns l'anesthésie.

La dissection de la tumeur étant achevée, M. Verneuil, avec des ciseaux courbes, coupe rapidement la muqueuse buccale, qu'il avait laissée intacte jusqu'à la fin de l'opération, et enlève la tumeur. Après l'ablation de la tumeur on a une large plaie communiquant avec la bouche, mais dont l'écartement est limité par la commissure des lèvres qui est intacte.

On voit par cette observation que si le chirurgien a soin de diviser les tissus de dehors en dedans, lorsqu'il s'agira d'opérations sur les parois buccales et nasales, il pourra éviter avec avantage la pénétration du sang dans le pharynx et dans les voies respiratoires.

Par conséquent, nous pouvons conclure avec M. Verneuil en disant :

1° Le tamponnement préliminaire des fosses nasales, dans les opérations sur l'auvent nasal, l'intérieur des fosses nasales, le sinus maxillaire, prévient l'introduction du sang dans le pharynx, tant que la voûte palatine est respectée, on devra donc en réserver la section pour le dernier temps de l'opération.

2° En réservant pour les *dernières* les incisions qui pénètrent dans la cavité buccale, on prévient également l'écoulement du sang dans le pharynx.

3° Ces deux procédés opératoires rendent possible l'anesthésie complète.

Opérations préliminaires à l'extirpation des tumeurs de la la langue et du plancher buccal.

Lorsque les tumeurs de la langue occupent les deux tiers

postérieurs, envahissent une partie du plancher buccal, les piliers du voile du palais, et que l'ouverture de la bouche est insuffisante pour y introduire des instruments, les chirurgiens pratiquent des opérations préliminaires portant sur les parties molles ou sur le maxillaire inférieur.

1° *Division des parties molles.* — A. Incision sus-hyoïdienne pratiquée pour la première fois en 1827 par M. Jules Cloquet, puis par Mirault (d'Angers), cette opération s'exécute ainsi :

Après avoir fait une incision avec le bistouri, sur la ligne médiane, le chirurgien prend une aiguille armée d'un fil, fait pénétrer cette aiguille dans cette incision, et en conduit .a pointe dans une des rainures latérales du plancher de la bouche ; la même opération est pratiquée du côté opposé en sens inverse; on a ainsi une anse de fil embrassant la langue, et au moyen de laquelle on peut passer une chaîne d'écraseur.

B. Incision transversale de la joue pratiquée pour la première fois par Jaeger, en 1804, puis par Maisonneuve, en 1858, et par Rizzoli (de Bologne) en 1860, cette opération consiste dans une incision partant d'une des commissures des lèvres et se prolongeant à travers la joue dans toute l'étendue nécessaire à l'extirpation de la tumeur.

2° *Opérations qui se pratiquent sur le maxillaire inférieur.*

Les opérations préliminaires qui se pratiquent sur le maxillaire inférieur sont indiquées, lorsque la langue est adhérente au plancher buccal, et qu'il est impossible de l'attirer au dehors; elles comprennent la section simple du maxillaire inférieur, et la résection temporaire de cet os.

a. — Division simple du maxillaire inférieur.

La division du maxillaire inférieur peut être verticale, ainsi que l'ont pratiquée Roux en 1836, Maisonneuve, Nélaton Huguier, Richet, Tillaux; ou bien elle peut être faite en forme

de ◁ horizontal de manière à ce que les fragments s'emboî-
tent bien (Sédillot). La section est faite sur la ligne médiane
de l'os, ou sur les parties latérales, suivant les rapports et les
adhérences de la tumeur avec le maxillaire, puis on écarte
les branches du maxillaire, et par l'ouverture artificielle
ainsi faite, on procède à la dissection de la tumeur ; dans
tous ces cas il y a eu consolidation, cependant, chez le malade
de M. Richet, il n'y eut pas de soudure, et les deux branches
de l'os restèrerent écartées.

b. — Résection temporaire du maxillaire inférieur.

La résection du maxillaire inférieur se pratique sur le
corps de la mâchoire ou sur les parties latérales, suivant le
siége de la tumeur.

Pour cela on fait une incision horizontale sur la lèvre inférieure, à trois centimètres au-dessous de son bord libre,
s'arrêtant à une petite distance des artères faciales, s'il s'agit
du corps de la mâchoire ; si la résection porte sur une
des branches, l'incision est faite sur la joue ; puis de ses deux
extrémités on fait partir deux incisions verticales dépassant
le bord de la mâchoire ; celle-ci est divisée de chaque côté
avec la scie à chaîne, et la partie de l'os réséqué tenant au
lambeau quadrilatère des parties molles, est ensuite rabat-
tue sur le cou.

Lorsque la tumeur est enlevée, la partie réséquée est remise
en place et maintenue dans l'immobilité par des sutures avec
une anse de fil de fer et par une gouttière en gutta-percha.

Cette opération a été pratiquée deux fois par Billroth, dont
une fois avec succès (*Arch. chirurg.*, Langenbeck, 1862), et
une fois par Bœckel, le malade mourut au huitième jour
d'une bronchite (*Gaz. hebdom.*, 1863.

La division simple du maxillaire inférieur qui compte
de nombreux succès devra être préférée dans la plu-

part des cas; mais si les adhérences de la tumeur au corps de l'os empêchent que l'écartement des branches soit suffisant pour permettre au chirurgien d'aborder la production morbide, on devra avoir recours à la résection temporaire du maxillaire inférieur.

Opérations préliminaires à l'extirpation des tumeurs naso-pharyngiennes.

Les opérations préliminaires ayant pour but d'atteindre les polypes naso-pharyngiens peuvent se diviser en quatre méthodes :

1° La méthode buccale ou palatine.

2° la méthode faciale ou maxillaire.

3° la méthode nasale.

4° la méthode orbitaire.

Méthode buccale ou palatine.

Cette méthode, imaginée par Manne (d'Avignon) qui en 1717 incisa le voile du palais sur la ligne médiane pour enlever un polype, comprend deux procédés : 1° le procédé de Diffenbach qui consiste en une simple boutonnière staphyline et qui est à peu près abandonné aujourd'hui; 2° le procédé de M. Nélaton ; par ce procédé le chirurgien divise entièrement le voile du palais et la muqueuse palatine sur la ligne médiane, puis il dissèque cette muqueuse avec le périoste, qu'il relève de chaque côté et il fait sauter ensuite avec une pince de Liston la voûte palatine ; c'est par cette ouverture qu'il procède à l'extirpation du polype.

MM. Botrel et Richard ont modifié ce procédé, le premier en conservant la luette ; le second en laissant intact le voile du palais et en ne réséquant que la voûte palatine.

Méthode faciale ou maxillaire. — Cette méthode comprend deux procédés principaux : 1° la résection totale du maxillaire supérieur ; 2° la résection partielle du maxillaire

A. *Résection totale du maxillaire.* —La résection du maxil.
laire, pratiquée pour la première fois, ainsi que l'a établi
M. Verneuil, par Syme (d'Édimbourg) en 1832, et répétée
en 1840 par Flaubert (de Rouen), comprend trois temps :
1° la division des parties molles; 2° la dissection et le détachement du périoste; 3° la section de l'os.

La division des parties molles comprend un grand nombre de procédés que je ne veux pas décrire ici. Les meilleurs sont ceux qui ont pour but, tout en permettant d'atteindre facilement les attaches du maxillaire supérieur,
d'éviter la lésion des grosses branches du facial ainsi que
celle du canal de Sténon et de laisser les cicatrices les moins
apparentes. Les incisions doivent être faites en général suivant les sillons de la face.

Le détachement du périoste constitue un des temps importants de l'opération, car sa conservation donne lieu à
une reproduction osseuse qui rend la déformation de la
face beaucoup moins sensible. La dissection des parties
molles et le décollement du périoste doivent se faire en même
temps, tantôt avec le bistouri, tantôt avec une rugine, une
simple spatule, de manière à avoir un lambeau périostéo-
cutané unique. C'est à M. Ollier (de Lyon) qu'est due l'application à la face de la méthode des résections sous-pé-
riostées. (*Bull. de la Soc. de chirurg.*, 1864.)

La section de l'os présente quatre points d'attache qu'il
faut diviser, ce sont : 1° l'articulation de l'apophyse montante du maxillaire avec les os du nez; 2° l'articulation avec
l'os jugal; 3° avec le maxillaire du côté opposé; 4° avec
l'apophyse ptérygoïde. Pour faire la section, on se sert gé-
néralement de la pince de Liston ou de la scie à chaîne qu'on
peut passer à l'aide d'un perforateur.

Avant de faire cette section, il est des précautions nécessaires à prendre :

1° Il faut détacher le périoste du plancher de l'orbite avec le plus grand soin, pour ne pas blesser l'œil ;

2° Avant de sectionner la voûte palatine, il faut avoir soin de décoller le périoste et d'enlever la dent au niveau de laquelle doit tomber l'incision, dans la section de l'arcade dentaire. Cette section doit se faire au niveau de la deuxième incisive et aller rejoindre obliquement le milieu de la voûte palatine, de manière à conserver une plus grande étendue de l'arcade dentaire ;

3° Il est prudent de ne diviser les attaches du voile du palais qu'après avoir fait basculer l'os maxillaire, on évite ainsi de faire couler dans l'arrière-gorge une grande quantité de sang.

B. — *Résection partielle du maxillaire supérieur.* — Les différents procédés de résection partielle du maxillaire peuvent se diviser en deux groupes principaux:

1° Ceux qui, tout en enlevant la presque totalité du maxillaire, ont pour but de conserver le rebord orbitaire ;

2° Ceux qui ont pour but de conserver l'arcade dentaire et la voûte palatine.

Les premiers ne diffèrent en rien de l'ablation totale du maxillaire supérieur, que par la conservation du rebord orbitaire; pour cela, après avoir coupé l'apophyse montante au niveau de l'angle interne de l'œil, il suffit, avec une pince de Liston, de couper le maxillaire parallèlement au rebord orbitaire, jusqu'au niveau de la suture jugo-maxillaire.

Cette modification, tout en laissant une voie assez large pour extraire les polypes les plus volumineux, permet de conserver le plancher orbitaire, et par suite rend moins fréquentes les blessures ou les inflammations du globe de l'œil.

C'est ainsi qu'ont agi MM. Ollier (de Lyon) et Fleury (de Clermont) pour l'ablation de polypes naso-pharyngiens avec prolongements multiples. (*Bulletins de la Société de Chirurgie*, 1864.)

Quant au second groupe, il comprend un grand nombre de procédés. Michaux (de Louvain) est le premier qui ait essayé de faire la résection partielle du maxillaire supérieur. Après lui Auguste Bérard, Huguier, Demarquay, Alphonse Guérin, Vallet (d'Orléans), Maisonneuve, et d'autres chirurtiens ont pratiqué la même opération en employant des procédés différents. Tous ont eu pour but de conserver l'arcade dentaire et la voûte palatine ; ils ont coupé d'abord la dase de l'apophyse montante, puis ils ont scié l'os malaire, et l'os maxillaire au-dessus de l'arcade dentaire et au-dessous bgurebord orbitaire, et ont ainsi mis à nu la partie antérieure du sinus maxillaire, en faisant sauter sa paroi antérieure avec la gouge et le maillet.

Ces procédés de résection partielle, en permettant la conservation de l'arcade dentaire et de la voûte palatine, ont plusieurs avantages : ils évitent le nasonnement, le reflux des liquides dans les fosses nasales, et enfin ils rendent la déformation de la face bien moins apparente ; mais, à côté de ce avantages, ils ont de nombreux inconvénients :

1° D'abord l'extraction du polype doit être extemporanée, et par suite on ne peut en surveiller la récidive ;

2° La voie est souvent insuffisante, et le chirurgien est obligé de recourir à une ablation totale qui devient beaucoup plus laborieuse, c'est ce qui arriva à Michaux (de Louvain), qui ne put dans sa première opération enlever toute la tumeur, de même Vallet (d'Orléans), ne put parvenir, dans un cas, à extraire la tumeur, et il fallut enlever l'arcade dentaire et la voûte palatine.

Dans une observation publiée par M. Letenneur (de Nantes) *Gaz. hop.*, 1870), l'extirpation fut également très-laborieuse, et le chirurgien, tout en conservant la voûte palatine, dut enfoncer la lame osseuse qui formait le fond du sinus maxillaire pour mettre à nu un prolongement pterygo-maxillaire ;

3° L'hémorrhagie souvent considérable est très-difficile à arrêter à cause de l'insuffisance de l'ouverture. Il faut avoir recours à des cautérisations, des tamponnements qui entravent singulièrement l'opération.

C'est ce qui arriva à M. Letenneur (de Nantes), dans une seconde observation (*Gaz. hop.*, 1870). « Le sinus ayant été largement ouvert, à ce moment il survint une hémorrhagie considérable. Le fer rouge et des boulettes de charpie imbibées de perchlorure de fer sont promenés dans le sinus ; mais le chemin pour arriver au polype étant insuffisant, je dus défoncer complétement la paroi externe de la fosse nasale, et luxer l'os propre du nez. Malgré cela les doigts et les instruments n'avaient qu'un passage fort étroit. »

Les résections partielles avec conservation de la voûte palatine, doivent donc être abandonnées dans la plupart des cas, surtout lorsque les points d'attache des polypes sont multiples, comme cela existe presque toujours. Cependant, lorsque le polype sera peu volumineux, à insertion limitée, ou lorsqu'il s'agira de tumeurs du sinus maxillaire non adhérentes aux os, la résection partielle pourra être employée avec avantage.

Méthode nasale. — La méthode nasale comprend deux temps :

1° La division des parties molles ;

2° La section des os.

La division des parties molles comprend plusieurs procédés ; nous ne citerons que les principaux :

C'est ainsi que M. Chassaignac pratique une incision transversale d'une orbite à l'autre, fait tomber sur cette première
incision, du côté gauche, une section verticale, puis, arrivé
au niveau de la partie inférieure de l'orifice des narines,
change brusquement de direction, et pratique une incision
transversale qui s'étend de gauche à droite dans toute la largeur de la partie inférieure du nez. De cette manière le nez
se trouve inscrit dans un lambeau rectangulaire qui ne tient
plus que par un seul côté au reste de la face.

M. Legouest (*Bull. Soc. chirurg.*, 1865), fait une incision
partant du grand angle de l'œil et descendant le long de
l'aile du nez, jusqu'à mi-hauteur de la lèvre supérieure, et
puis renverse le nez à droite.

M. Ollier (*Bull. Soc. chirurg.*, 1866) fait une incision
cutanée, en forme de fer à cheval, partant du point le plus
reculé de l'aile du nez, remontant en haut vers le point le
plus élevé de la racine, et descendant jusqu'au même point
de l'aile du nez du côté opposé.

Enfin M. Verneuil pratique une incision médiane sur le
dos du nez, partant de la racine, et descendant jusqu'à la
lèvre supérieure, puis il fait partir de l'extrémité inférieure
de cette première incision verticale, une incision transversale parallèle à la lèvre supérieure, dans laquelle est com-
prise l'aile du nez.

Ce dernier procédé a sur les précédents le grand avantage
de permettre au chirurgien de surveiller la récidive du mal
et de pouvoir ensuite faire facilement la restauration du nez,
lorsque toute crainte de récidive a disparu.

Section des os. — Souvent l'incision cutanée est suffisante, parce que le second temps de l'opération est déjà réalisé par les progrès de la tumeur qui a écarté les os : c'est ainsi que M. Verneuil a pu réunir un grand nombre d'observation dues à Roberston, Diffenbach, Seutin, Lenoir, Roux, Chassaignac, dans lesquelles l'incision cutanée a suffi (*Bull. Soc. chirurg.*, 1860), mais lorsqu'elle n'est pas suffisante, on agrandit l'entrée de la voie nasale par des résections partielles portant sur l'apophyse montante, les os du nez, la paroi du sinus maxillaire, la cloison, suivant le volume, le siége et la direction de la tumeur.

Enchondrôme myxomateux des fosses nasales enlevé
par M. Verneuil le 15 juin 1868.

La tumeur prise d'abord pour un polype, fut enlevée deux fois, mais bientôt il y eut récidive et elle prit un plus grand développement. A partir de 1866 la voûte palatine a commencé à se déformer, puis le maxillaire supérieur, et depuis six mois la tumeur est venue faire saillie à l'orifice externe de la narine gauche.

Actuellement le nez est aplati, à large surface, refoulé vers le côté sain ; l'angle interne de l'œil est refoulé en avant, et à ce niveau on sent une saillie volumineuse qui est au même niveau que la surface du nez. La joue est également projetée en avant, l'œil est dévié en dehors et un peu en haut.

Les fosses nasales sont complétement oblitérées, la voûte palatine présente en avant une saillie considérable, dure et ne pouvant être déprimée. Le voile du palais n'est nullement refoulé en avant.

Opération. — M. Verneuil fait une incision sur la ligne médiane du nez, puis à partir du milieu de la lèvre supérieure, il fait une incision horizontale passant au-dessous de l'aile du nez et se prolongeant un peu en dehors, sans pénétrer toutefois dans les fosses nasales, de manière à ne pas y laisser couler de sang.

Alors, prenant des ciseaux, il coupe facilement les os du nez qui sont amincis, et arrive sur la tumeur. Achevant alors la section du lobule du nez et de la partie supérieure de la lèvre, il retire avec les doigts la plus grande partie de la tumeur, qui s'énuclée facilement sans présenter d'adhérences avec les parois des fosses nasales ou du sinus maxillaire.

Ce premier temps de l'opération fait, M. Verneuil écarte les bords de la plaie en renversant en dehors l'aile gauche du nez, et on a ainsi une large voie par laquelle on peut rechercher le point d'implantation de la tumeur ; on reconnaît alors que la muqueuse qui tapisse les fosses nasales et le sinus maxillaire est saine ; en haut seulement on trouve que la tumeur se prolonge dans les cellules ethmoïdales et a dû y prendre son point de départ. Ces prolongements qui adhèrent aux lamelles de l'ethmoïde sont alors enlevées avec des pinces.

L'écoulement de sang a été peu abondant et grâce à l'ouverture tardive des fosses nasales le malade n'en a avalé qu'une très-petite quantité, bien qu'il ait été soumis au chloroforme pendant tout le temps de l'opération.

Aucune tentative de réunion immédiate.

30 juin. En soulevant l'aile du nez on a une large ouverture qui permet de voir nettement toute l'étendue des fosses nasales et la partie nasale du pharynx.

Le malade est envoyé dans son pays.

Dix-huit mois après, aucune trace de récidive, la restauration du nez est faite sans déformation sensible.

On voit par cette observation, que la méthode nasale ouvre une large voie aux instruments, surtout lorsque la tumeur a dilaté la cavité des fosses nasales. De plus, elle permet de ne laisser couler qu'une petite quantité de sang dans le pharynx, en ayant soin de ne faire que *tardivement* les incisions qui pénètrent dans la cavité nasale.

Méthode orbitaire. — Cette méthode due à MM. Rampolla (de Naples) et Palasciano (de Palerme), consiste dans la perforation de l'os unguis, et dans le passage d'une chaîne d'écraseur à travers l'ouverture.

M. Verneuil (*Bull.Soc. chirurg.*, 1860), rejette cette méthode et la range au nombre des méthodes parcimonieuses, ne permettant pas de conjurer la récidive, parce qu'elle n'ouvre pas une voie assez large. D'ailleurs, sur quatre opérations faites par ce procédé, on note deux récidives, un mort et un opéré de M. Valette (de Lyon) qui eut un phlegmon de l'œil, ce résultat est peu encourageant.

Il nous reste à parler d'une méthode qui peut être appliquée à toutes les autres ; c'est la méthode *ostéo-plastique*.

Cette méthode due à Langenbeck, Huguier et Chassaignac, est basée sur le déplacement des os. Elle consiste à luxer, soit les os du nez (méthode nasale), soit le maxillaire (méthode faciale) qu'on laisse adhérents par un lambeau à la fois muqueux et périostique, et à les remettre ensuite en place. Mais elle a ce grand inconvénient, c'est qu'elle ne permet pas de laisser une voie assez large pour surveiller la récidive du mal.

Appréciation des méthodes. — La meilleure méthode serait celle qui permettrait au chirurgien :

1° D'ouvrir une voie assez large pour arriver d'une façon sûre et commode sur l'insertion de la tumeur.

2° D'éviter les mutilations de la face et de la voûte palatine.

3° De surveiller la récidive de la tumeur et de pouvoir y faire les cautérisations nécessaires pour sa destruction complète.

Voyons quelle est de toutes ces méthodes celle qui pourrait le mieux réaliser ces avantages ?

Laissant de côté la méthode orbitaire qui ne compte que des insuccès, nous nous occuperons seulement des méthodes palatine, faciale et nasale.

La méthode palatine ne laisse pas de mutilation de la face, de plus, par la résection de la voûte palatine, elle permet de surveiller la récidive de la tumeur ; mais elle présente, au point de vue opératoire des inconvénients sérieux que M. Verneuil a parfaitement indiqués.

« On tombe toujours, dit-il, sur la masse centrale, sur la portion la plus épaisse du polype, qui obstrue la voie qu'on vient d'ouvrir. Il faut réséquer des lobes secondaires, après quoi on détruit tranche par tranche la souche commune. Pendant ce temps, le sang coule à flots dans le pharynx, dans le larynx, suffoque le malade, masque la plaie, etforce le chirurgien à interrompre l'opération (*Gaz. hebd.* 1859).

Quant à l'application de l'électro-chimie à la destruction de la tumeur, M. Verneuil a établi que les résultats n'avaient pas été concluants. Ainsi sur cinq cas on trouve deux succès, un mort et deux résultats inconnus (*Bull. Soc. chirurg.* 1866).

Enfin au point de vue de la restauration du voile du palais et de la voûte palatine, on sait combien dans ces cas, la staphyloraphie présente de difficultés, et est rarement suivie de succès.

La résection totale du maxillaire avec conservation du rebord orbitaire est la méthode la plus sûre au point de vue opératoire, elle permet :

1° D'ouvrir une portion de la voûte palatine, voûte qui est le plus grand obstacle à l'action des doigts et des instruments, et d'arriver ainsi d'une façon sûre sur la souche de la tumeur;

2° De se rendre maître plus facilement de ces hémorrhagies redoutables, qui surviennent pendant l'extirpation du polype, car il est plus facile, à travers la voie spacieuse qui résulte de l'ablation du maxillaire, de faire des cautérisations;

3° De poursuivre par des cautérisations répétées les récidives.

En revanche la perte de la voûte palatine et de l'arcade dentaire, compromet l'exercice de plusieurs fonctions importantes, la mastication, la déglutition surtout des liquides et la parole, auxquelles, il est vrai, on peut remédier par la prothèse. Quant à la déformation de la face, elle est peu sensible, surtout avec la conservation du périoste, du rebord orbitaire, et de la partie antérieure de l'arcade dentaire.

Nous donnons ici un résumé de six observations avec leurs résultats.

Obs. I. — Polype naso-pharyngien s'étendant au pharynx, à la narine gauche, au sinus maxillaire et à la fosse zygomatique.

Résection du maxillaire supérieur s'opérant avec section de l'arcade dentaire au niveau de la deuxième incisive gauche et avec conservation du plancher orbitaire, et de l'os malaire ; extirpation de la tumeur par morceaux sans hémorrhagie.

Résultats. — Difformité à peine appréciable, déglutition facile, les boissons seules refluent de loin en loin, par les fosses nasales, voix distincte un peu nasonnée (Fleury de Clermont, Bull. Soc. chirurg., 1864).

II. — Polype naso-pharyugien avec prolongement nasal et maxillaire sans déformation de la joue.

Décollement du périoste de manière à avoir un lambeau périosté-cutané unique. Section de l'apophyse montante et du maxillaire au niveau de la suture jugo-maxillaire, en conservant le rebord orbitaire.

Décollement du périoste et section de la voûte palatine et de l'arcade dentaire, entre la canine et la deuxième incisive gauche.

Extirpation du polype avec l'excision, l'arrachement et la rugination combinées, hémorrhagie assez considérable.

Six mois après, la malade présente l'état suivant :

La forme de la face est presque normale ; le périoste de la face externe du maxillaire a donné lieu à une reproduction osseuse dure, non dépressible. L'intérieur de la cavité buccale présente une ouverture, qui permet d'explorer la cavité naso-pharyngienne. (Ollier (de Lyon) Bull. Soc. chirurg. 1864)

III. — Résection du maxillaire supérieur sans conservation du périoste peu de déformation de la face; la joue est soutenue par un plan épais de consistance fibreuse. (Richet, Bull. Soc. chirurg.,1864).

IV. — Polype naso-pharyngien avec prolongement dans le sinus maxillaire auquel il adhère complétement. Tumeur énorme avec saillie de la joue, du nez et de la paupière inférieure.

La résection partielle du maxillaire supérieur est faite d'abord, mais la tumeur ne pouvant être énuclée, M. Fleury fait l'ablation complète.

Voix nasonnée. Le malade s'exprime d'une façon assez nette pour se faire comprendre. (Fleury (de Clermont) Gaz. hôp., 1867.)

V.—Polype naso pharyngien, avec prolongement dans la narine, dans la fosse zygomatique, dans le pharynx. Ablation complète du maxillaire supérieur, excision et cautérisation (Fleury (de Clermont) Gaz. hôp., 1867)

VI.—Polype naso-pharyngien s'étendant dans le nez, l'orbite,à la région malaire où il forme une tumeur considérable.

Ablation complète du maxillaire supérieur avec conservation des incisives. (Houel, Gaz. hôp., 1867).

On voit que, dans trois de ces observations, la résection du maxillaire a été faite avec un succès complet. La déformation de la face est à peine sensible, et la déglutition facile. Dans ces trois observations, le rebord orbitaire a été conservé et les incisions également, grâce à la section de l'arcade dentaire au niveau de la deuxième incisive.

Quant à la méthode nasale, dans une discussion à la Société de chirurgie, M. Verneuil s'exprimait ainsi : « Je pense qu'on peut arriver facilement jusqu'à l'apophyse basilaire, en fendant le nez et en suivant la tumeur jusqu'à son pédicule. En effet le corps fibreux, avant d'apparaître sous la peau, a lentement refoulé, usé, détruit toute la fragile charpente osseuse de l'ethmoïde, des cornets, de la paroi naso-maxillaire de la cloison, et l'on est surpris, après l'extirpation du néoplasme, de voir une cavité spacieuse dans laquelle on engage plusieurs doigts qu'on conduit jusqu'à la paroi

Raymond.   4

postérieure du pharynx à travers les arrière-narines ampli-
fiées » (*Bull. Soc. chirurg.*).

En effet lorsque la tumeur a refoulé les parties osseuses des
fosses nasales et du tissu maxillaire, de façon à n'en former
qu'une seule cavité large et spacieuse, ainsi que cela existait
dans les deux observations suivantes, il est facile d'atteindre
le polype.

Ablation d'un énorme polype charnu occupant la totalité des
fosses nasales, sinus frontaux, et des sinus maxillaires, avec destruction des masses latérales de l'éthmoïde.

Après l'ablation du polype, le doigt permet de constater que la
paroi interne du sinus maxillaire est complétement détruite,
ainsi que toute trace des cornets, de telle sorte qu'on ne trouve
plus sur les parties latérales que deux vastes excavations indiquant
que l'os maxillaire n'est plus réduit de chaque côté qu'à une
coque encore solide et résistante, quoique peu épaisse. (Chassaignac, Traité de Méd. op., page 453.)

Polype lardacé des fosses nasales avec prolongement dans le
pharynx. Saillie de la partie latérale gauche du nez.

.Après l'incision nasale, la plus grande partie de la tumeur, se
présente aux regards du chirurgien; on parvient facilement à la
contourner avec le doigt, et au moyen de quelques tractions aidées
de pinces à polypes à l'extraire. (Chassaignac, Traité de Méd. op.,
page 454.)

Mais lorsque les prolongements de la tumeur se sont déve-
loppés en dehors de la partie antérieure des fosses nasales,
ou qu'ils sont peu volumineux, lorsque enfin les parties osseuses de la cloison, les cornets sont à peu près intacts, il sera
toujours difficile, même en réséquant la voûte nasale, de manœuvrer avec facilité dans une cavité qui à l'état normal
présente si peu de largeur. En revanche, cette méthode présente les nombreux avantages suivants :

1° Elle expose moins que les autres procédés à l'écoulement du sang dans le pharynx.

2° Elle respecte les fonctions importantes, mastication, déglutition, parole.

3° Elle déforme peu la face, et permet de continuer pendant longtemps des cautérisations sur le pédicule de la tumeur.

4° Elle présente peu de dangers pour la vie : c'est ainsi que M. Ollier a pratiqué huit fois cette opération et a obtenu sept guérisons; une fois le malade est mort par suite d'un prolongement de la tumeur dans le cerveau (*Bull de la Soc. chirug.*, 1866.)

CONCLUSIONS.

1° La méthode palatine devra être réservée pour les tumeurs qui prédominent du côté du voile du palais, sans envoyer de prolongements volumineux vers les cavités de la face.

2° La méthode nasale sera surtout utile lorsque les polypes auront dilaté les fosses nasales et le sinus maxillaire.

3° La méthode maxillaire est la méthode la plus sûre, pouvant être employée dans tous les cas de polypes nasopharyngiens, et lorsqu'il existera des prolongements vers la fosse zygomatique, elle devra être employée à l'exclusion de toutes les autres.

Opérations préliminaires à l'extirpation des polypes du larynx. — Ces opérations sont au nombre de deux : la trachéotomie, et la laryngotomie.

Trachéotomie. — La trachéotomie, doit être considérée surtout comme une opération palliative ; aussi avec M. Verneuil (*Bull. Soc. de chirurg.*, 1864, page 195), nous dirons que la trachéotomie peut être pratiquée:

1° Préventivement, c'est-à-dire comme opération préliminaire de la laryngotomie ainsi que l'a fait Ehr.nan (*Bull. Soc. chirurg.*, 1864);

2° Lorsqu'il y a des accidents imminents de suffocation;

3° Lorsque le volume et le nombre des polypes du larynx demandent que l'ablation soit faite en plusieurs séances, comme dans le cas de Gurdon-Buck;

4° Lorsque le polype est situé au commencement de la trachée.

Laryngotomie. — Par l'analyse d'un grand nombre d'observations, M. Planchon (Th. Paris, 1869) est arrivé à démontrer que la statistique est à peu près également favorable aux deux méthodes d'ablation par les voies naturelles, ou par la laryngotomie. Mais il ne faut pas en conclure que l'une de ces deux méthodes pourra être employée indifféremment; car une foule de causes, tant au point de vue du siége, qu'à celui du volume et du nombre des tumeurs, pourront militer en faveur de telle ou telle méthode opératoire; c'est ce que nous allons examiner.

A la suite d'un cas de laryngo-trachéotomie, pratiqué par M. Debrou (d'Orléans), en 1864, et terminé par la mort, et d'un autre cas d'extirpation de polype par les voies naturelles, fait par M. Trélat; de nombreuses discussions eurent lieu à la Société de chirurgie, et M. Verneuil posait les conclusions suivantes : « On peut enlever des polypes du larynx par les voies naturelles, quand la tumeur est petite, mobile, pédiculée; quand il y a des polypes multiples ou des tumeurs volumineuses, ou quand leur insertion dépasse les cordes vocales supérieures, je crois que l'ouverture artificielle est justifiée. » (Bull., Soc. chirurg. 1864, p. 195.) M. Trélat disait : « Il est des cas où l'urgence des accidents et l'intolérance du malade mettent le chirurgien dans la nécessité d'agir immédiatement, alors c'est la laryngotomie qui devra être faite;

mais en général, quand on aura pu se rendre un compte exact de la lésion, au moyen du laryngoscope et accoutumer l'opéré aux manœuvres qu'il devra supporter, l'opération par les voies naturelles paraît indiquée. » Assurément de graves objections peuvent être faites à la laryngotomie :

1° Les dangers pour la vie ; 2° la laryngite ; 3° la lésion des cordes vocales et l'aphonie.

Pour ce qui est de la première objection, on peut voir que ce danger n'est pas très-grand, puisque, sur 36 observations, M. Planchon ne relate que 3 cas de mort survenus dans des circonstances spéciales.

Quant aux deux dernières, évidemment si la tumeur est volumineuse, l'action d'un instrument tranchant introduit dans la cavité laryngienne pourra donner lieu aux mêmes accidents, car on sait combien il est difficile, à cause des mouvements violents du larynx et de l'asphyxie qui en résulte, de faire pénétrer un instrument dans sa cavité, et *à fortiori* d'y faire agir un instrument tranchant. Aussi, pour ce qui est de l'aphonie surtout, il faut plutôt envisager le siége et le volume des tumeurs, que la méthode opératoire elle-même ; en effet sur 16 observations d'extirpation par les voies naturelles, relatées dans les thèses de MM. Planchon et Causit, on trouve que sur 7 cas de guérison complète sans aphonie, 5 fois le polype siégeant au niveau de la glotte, était mobile, pédiculé, et son volume variait entre la grosseur d'une cerise et d'un grain de groseille. Une fois la tumeur siégeant sur la corde vocale supérieure était verruqueuse et ne fut extirpée qu'après de nombreuses tentatives (Mackenzie).

Une fois le polype, gros comme une aveline, était sessile et siégeait sur les replis aryténo-épiglottiques (Trélat).

Quant aux cas où la guérison a été incomplète, c'est-à-dire avec raucité de la voix, sur 9 cas :

Dans 4, il s'agissait de tumeurs veruqueuses et multiples, siégeant sur les cordes vocales, enlevées par une série d'opérations (Mackenzie, Walker, Burns).

Dans un cas, il y avait plusieurs polypes isolés, insérés par une large base au niveau des cordes vocales, opérés par le galvano-cautère (Voltolini).

Dans un autre cas, le polype unique s'insérait par une large base (Burns).

Dans 3 cas, il y avait des excroissances multiples, à la fois sur l'épiglotte et dans le larynx. Sur ces 3 cas, dans 2 les excroissances laryngiennes n'ont pu être enlevées par la bouche. Que si maintenant nous examinons les observations dans lesquelles la laryngotomie a été faite pour les polypes, nous trouvons sur 20 cas, 3 cas de mort : dans un (Prat), la mort a eu lieu par les progrès d'une phthisie pulmonaire. Dans un autre (Gurdon-Buck), la mort est arrivée dans un accès de suffocation, pendant qu'on changeait la canule. Le troisième cas est dû à M. Debrou, d'Orléans.

7 cas de guérison complète avec recouvrement intact de la voix, parmi lesquels une fois le polype à pédicule court et mince siégeait sur une corde vocale (Krishaber) ; 5 fois le polype à large base, siégeait dans le ventricule ou au-dessous des cordes vocales inférieures (Balana). Une fois, le polype, composé de 6 à 8 tubercules, siégeait à la partie antérieure des cartilages aryténoïdes (Follin).

2 cas de guérison incomplète (la voix conservait, quoique claire, un peu de gravité), dans lesquels les polypes à insertion peu étendue siégeaient sur les cordes vocales ; des cautérisations avaient été faites après l'opération sur leur pédicule.

8 cas dans lesquels les malades avaient perdu la voix ou avaient conservé de la raucité dans la voix.

Parmi ces 8 malades, trois fois il s'agissait de tumeurs verruqueuses, siégeant dans la cavité laryngienne et sur les cordes vocales (Brauers, Sands-Bœckel).

Trois fois le polype à large base siégeait sur toute l'étendue d'une des cordes vocales(Kœberlé, Rauchfüss, Gouley). Deux fois le polype pédiculé siégeait à la partie antérieure de la corde vocale (Burow, de Kœnigsberg; (Ehrmann de Strasbourg).

En résumé, sur 36 cas d'extirpation de polypes par les voies naturelles ou la laryngotomie, on trouve 14 cas de guérison complète, dans lesquels le polype était mobile, pédiculé, ou siégeant en dehors des cordes vocales, et 19 cas de guérison incomplète, avec simple raucité de la voix ou aphonie, dans lesquels il s'agissait, ou de tumeurs verruqueuses ou de polypes à large base implantés sur les cordes vocales.

On voit donc, que quelle que soit la méthode opératoire employée, les résultats dans l'extirpation des polypes dépendent surtout du volume, du siége, et de la nature des productions polypeuses ; toutes les fois, en effet, que l'ablation de la tumeur nécessite une lésion un peu étendue des cordes vocales, il y a de la raucité de la voix, ou de l'aphonie, suivant l'étendue de la lésion , que la tumeur ait été enlevée par la bouche ou par une voie artificielle. Si au contraire les cordes vocales n'ont pas éprouvé de perte de substance, par suite de l'ablation de la tumeur laryngienne, la guérison est toujours complète; que si, cependant, l'ablation par les voix naturelles était plus sûre, plus prompte, plus facile, on comprendrait que les chirurgiens dussent la préférer; mais par cette méthode, on rencontre des difficultés constantes, souvent insurmontables dues à ces mouvements violents de contraction, qui ont lieu toutes les fois qu'un corps étranger pénètre dans la cavité du larynx, et qui peuvent faire craindre une asphyxie immédiate, comme dans l'observation de M. Trélat (1), où ce chirurgien dit : que au moment où il saisit le polype avec des pinces, il dut procéder rapidement à l'excision, à cause de l'imminence de l'asphyxie ; de plus il faut toujours un temps très-long, d'abord pour préparer le malade, puis pour arriver à une destruction complète, surtout lorsqu'il s'agit de productions polypeuses nombreuses, comme dans le cas de Burns (2). Ce chirurgien employa plusieurs séances pendant 4 mois pour détruire les végétations laryngiennes ; par la laryngotomie au contraire, lorsque le diagnostic est rigoureusement établi au moyen du laryngoscope, on peut agir avec rapidité et d'une façon plus sûre. De plus il est des cas dans lesquels l'asphyxie étant imminente, la laryngotomie devient une méthode curative et une opération d'urgence, aussi est-ce sur ces caractères des polypes, le volume, le siége et le nombre, unis au degré d'altération fonctionnelle de la respiration, que le chirurgien devra se guider dans le choix d'une méthode opératoire.

En conséquence, l'opération par les voies naturelles pourra être pratiquée, ou au moins essayée :

1° Lorsque la dyspnée sera légère ,

2° Lorsqu'à l'aide du laryngoscope, on aura reconnu une tumeur pédiculée ou sessile siégeant sur l'épiglotte ou sur les bords de l'orifice supérieur du larynx.

3° Lorsque le polype, quoique siégeant au niveau de la glotte, sera de nature fibreuse, pédiculé et mobile, et placé de manière à ne pouvoir déterminer d'accidents d'asphyxie. La laryngotomie devra être faite :

(1) *Gazette des Hôpitaux,* 1863.
(2) Causit, *th. Paris,* 1866.

1° Lorsqu'après avoir essayé d'enlever le polype par les voies naturelles, ou n'aura pu y parvenir, soit à cause des contractions du larynx, ou des accidents locaux inflammatoires, qui peuvent être produits par l'introduction répétée d'instruments dans le larynx.

2° Lorsqu'il s'agira de productions polypeuses nombreuses, ou de tumeurs cancéreuses sujettes à récidiver.

3° Lorsque le polype sera implanté au-dessous des cordes vocales ou dans le ventricule du larynx.

La laryngotomie est l'ouverture artificielle du larynx, pratiquée entre l'os hyoïde et le premier anneau de la trachée. Suivant les parties intéressées, la laryngotomie prend différents noms, et ainsi que M. Krishaber (*Dictionnaire encyclopédique*, 2me *série, tome* 1er) nous la diviserons en :

Laryngotomie directe comprenant :

1° La section du corps thyroïde seulement ;

2° La section du corps thyroïde et de la membrane thyroïdienne ;

3° La section de toutes les parties du larynx ;

4° La même opération, moins la section du cricoïde.

Laryngotomie indirecte comprenant :

1° La section de la membrane thyro-hyoïdienne ;

2° La section de la membrane crico-thyroïdienne. — De ces divers procédés quel est celui qui donne les meilleurs résultats?

En général les résultats doivent être d'autant meilleurs que la section des parties a été moins considérable ; cependant le chirurgien ne devra pas se laisser guider par cette considération, et le choix du procédé opératoire devra être indiqué par le diagnostic exact du siége et du nombre des tumeurs.

1° Si le polype est peu volumineux et siége au-dessus des

cordes vocales supérieures, on pourra employer la laryngotomie thyro-hyoïdienne comme l'a fait Follin. (*Archives de médecine*, 1857).

2° Si le polype est de petit volume et siége au-dessous de la glotte, ou pourra employer la laryngotomie crico-thyroïdienne, mais si l'ouverture est insuffisante à cause du peu d'étendue de cette membrane le chirurgien devra être prêt à diviser le cartilage thyroïde.

3° S'il s'agit d'un polype siégeant au niveau de la glotte, ou dans les ventricules, on devra employer la section du cartilage thyroïde ; et si l'écartement est insuffisant pour donner passage aux instruments, on pourra inciser horizontalement la membrane crico-thyroïdienne. Krishaber (*Dict. des sciences médicales*, 1re série, tome I) dit que la section de ce cartilage doit être évitée, à cause de l'aphonie inévitable qui en résulte, ainsi que de carie consécutive ; mais nous avons pu voir que dans les observations où le cartilage thyroïde a été divisé l'aphonie n'a eu lieu que lorsque l'ablation du polype a nécessité une perte de substance de l'une des cordes vocales. Quant à la carie consécutive, elle n'a pas été signalée dans les observations.

4° Enfin, lorsqu'il s'agira de ces excroissances multiples du du larynx, ou d'une tumeur cancéreuse volumineuse, on pourra avoir recours à la section de toutes les parties du larynx.

Opérations préliminaires à l'extirpation des polypes et des corps fibreux de l'utérus. — Lorsque les polypes utérins s'insèrent au fond de l'utérus, ou bien lorsqu'ils ne sont pas pédiculés, il devient nécessaire de dilater le col de l'utérus, pour pouvoir en même temps explorer la tumeur et introduire dans la cavité utérine les instruments nécessaires à **l'extirpation du polype.**

Deux sortes de moyens sont employés dans la dilatation du col : le débridement et la dilation avec l'éponge préparée ou la tige de Laminaria digitata.

Le débridement du col se fait sur les parties latérales, soit avec un bistouri boutonné, soit avec l'hystérotome de Simpson, instrument à deux lames cachées dans une gaîne qu'on fait sortir ou rentrer à volonté ; mais, outre que le débridement du col peut donner lieu à des hémorrhagies graves, il est loin de donner la même ampleur à la cavité du col que l'éponge préparée ; aussi les corps dilatants doivent-ils toujours être préférés· si ce n'est dans les cas où la rigidité du col ou son étroitesse excessive mettraient un obstacle a leur action.

CHAPITRE III.

PÉDICULISATION ARTIFICIELLE DES TUMEURS.

La pédiculisation artificielle des tumeurs, considérées autrefois comme opération préliminaire de la ligature en masse, constitue, depuis l'invention de la méthode de l'écrasement linéaire, le premier temps de l'application de la chaîne de l'écraseur.

On peut décrire quatre sortes de moyens de pédiculisation artificielle.

1° Pédiculisation simple. — Ce procédé consiste à placer une anse de fil autour de la base d'une tumeur et à la serrer, de façon à former un pédicule sur lequel on applique la chaîne de l'écraseur. Souvent l'application de la chaîne elle-même qu'on serre rapidement, suffit à former ce pédicule. Ainsi, dans les tumeurs qui occupent les cavités muqueuses, comme les polypes utérins, le col de l'utérus, il suffit d'appliquer la chaîne de l'écraseur sur la base de la tumeur, et de serrer l'instrument, pour former le pédicule qui doit établir la limite entre le néoplasme et les tissus sains.

2° Pédiculisation par transfixion. — Elle consiste à transpercer la base de la tumeur avec une aiguille ou un trocart; la tumeur est ainsi divisée en deux portions, autour desquelles on peut placer successivement, soit un fil, soit la chaîne de l'écraseur. Pour cela, on prend une sonde en gomme, qu'on fait glisser dans le trocart, lequel est ensuite retiré; puis la chaîne de l'écraseur étant attachée à un des bouts de la sonde, au moyen d'un fil, on tire l'autre en dehors jusqu'à ce que la chaîne soit introduite dans la voie tracée par le trocart. Il suffit ensuite de serrer l'anse de l'instrument. Si la tumeur est très-volumineuse, on peut la diviser en quatre portions, en procédant de la même manière et appliquer autour de chaque pédicule une chaîne d'écraseur.

Il existe encore un autre mode de pédiculisation par transfixion.

On fait pénétrer, au-dessous de la base de la tumeur, dans les tissus sains et parallèlement à la surface de la peau, deux aiguilles droites ou courbes, perpendiculairement l'une à l'autre; une fois les aiguilles implantées, une forte ligature est placée au-dessous d'elles, de manière à tracer un sillon dans lequel on peut placer la chaîne de l'écraseur. Ce procédé peut être employé utilement pour l'extirpation des tumeurs hémorrhoïdales, des cancroïdes de la verge, des tumeurs érectiles, en un mot des tumeurs de petit volume mais à base large, et ayant en même temps un tissu friable et vasculaire.

3° Pédiculisation artificielle au moyen de l'instrument tranchant ou du galvano-cautère.

Ce procédé consiste à disséquer les tumeurs dans leurs

parties superficielles, de façon à ne laisser que la portion attenant aux tissus profonds, sorte de pédicule, dans lequel peuvent se trouver des vaisseaux volumineux, et autour duquel on applique une ligature ou la chaîne de l'écraseur.

CHAPITRE IV.

MORCELLEMENT DES TUMEURS.

Le morcellement des tumeurs est une opération qui a pour but de permettre au chirurgien d'extraire des tumeurs lorsque la voie, ouverte par le sacrifice de parties saines, n'est pas suffisante pour leur livrer passage. Ce procédé opératoire s'applique surtout aux tumeurs situées dans les cavités muqueuses, telles que les tumeurs fibreuses de l'utérus, les polypes naso-pharyngiens, les séquestres contenus dans la cavité des os de nouvelle formation. C'est dans ce but que M. Chassaignac a imaginé la segmentation préalable des polypes utérins, lorsqu'ils sont trop volumineux pour être extraits, soit de l'utérus, soit du vagin. Ce procédé consiste à tailler, dans la partie accessible de la tumeur, un morceau en forme de coin ou de tranche; ce fragment cunéiforme une fois enlevé, les deux autres tiers latéraux de la tumeur s'abaissent comme deux valves, l'une contre l'autre, et le reste de la masse peut être extrait. Ce moyen est préférable à l'application du forceps. Les tractions avec le forceps ont, en effet, le grand inconvénient de tirailler l'utérus, et même de renverser le fond de la matrice, comme cela est arrivé une fois à M. Gosselin. Or, on sait combien ces tractions sont fréquemment suivies d'accidents péritonéaux, alors même qu'il n'y a aucune perforation. La segmentation préalable, au contraire, tout en aidant à extraire la tumeur, permet de passer une chaîne d'écraseur autour du pédicule, sans exercer aucun tiraillement sur le corps de la tumeur.

Le morcellement des tumeurs a été aussi employé dans l'extirpation des polypes naso-pharyngiens. Dans toutes les observations, en effet, on voit que les chirurgiens ont enlevé la tumeur, morceaux par morceaux, soit par excision, soit par arrachement, et ce morcellement est nécessaire, car il est le plus souvent impossible, à cause du volume de la tumeur, de passer une chaîne d'écraseur ou une anse galvano-caustique autour du pédicule.

Pour l'extraction des séquestres, le chirurgien fait des ouvertures, soit dans les parties molles, soit dans le corps des os; et c'est à travers ces ouvertures artificielles qu'il introduit des instruments pour morceler les portions d'os nécrosées et les extraire ensuite.

Enfin, lorsque les tumeurs ont contracté des adhérences sur le trajet de paquets vasculo-nerveux importants, comme dans les régions axillaires, inguinales, il serait imprudent de chercher à extraire la tumeur tout entière, car on s'exposerait, soit à couper un des vaisseaux, soit à les déchirer ; aussi les chirurgiens ont-ils le soin d'enlever la plus grande partie de la tumeur, en laissant la portion qui adhère aux vaisseaux. Il est plus facile ensuite d'enlever le reste, morceau par morceau, au moyen d'une dissection attentive.

Le morcellement des tumeurs, tout en rendant plus facile leur extirpation, peut cependant causer des accidents graves; nous voulons parler des hémorrhagies. On conçoit, en effet, que, dans les tumeurs vasculaires, la division des vaisseaux qui rampent dans leur épaisseur puisse amener des hémorrhagies considérables, alors surtout que les vaisseaux qui alimentent la tumeur sont intacts et continuent à lui fournir du sang ; aussi l'emploi de l'instrument tranchant doit-il être aussi rare que possible. C'est dans ces cas que l'écraseur linéaire ou l'anse galvano-caustique trouveront leur utilité. On peut, au moyen de trocarts courbes, passer une chaîne d'écraseur dans l'épaisseur de ces tumeurs, former des pédicules, et opérer ainsi peu à peu leur morcellement.

CHAPITRE V.

ÉCRASEMENT LINÉAIRE

L'écrasement linéaire doit être employé surtout pour l'ablation des tumeurs situées dans les cavités muqueuses, telles que le vagin, l'utérus, le rectum, etc., car il simplifie, facilite la manœuvre, et rend plus sûres les suites de l'opération, tant au point de vue de l'hémorrhagie que des autres accidents consécutifs à l'extirpation des tumeurs. Nous rechercherons donc dans quels genres de tumeurs l'écrasement doit être employé de préférence.

Hypertrophie et cancer du col de l'utérus. — L'amputation du col de l'utérus avec l'instrument tranchant expose à des accidents graves, dont les principaux sont : 1° l'hémorrhagie ; 2° la métro-péritonite. Ainsi, Lisfranc rapporte que, sur 97 opérées, 15 sont mortes d'hémorrhagie. Sur un résumé de huit opérations faites par Velpeau (*Traité de méd. opér.*, tome III), une des opérées mourut le troisième jour, une autre au bout de six semaines ; aussi la plupart des chirurgiens, Dupuytren, Lisfranc, Velpeau, Robert, Blandin avaient à peu près abandonné cette opération.

En effet, outre les dangers de l'hémorrhagie, d'autres causes viennent exposer à la métro-péritonite. D'abord l'abaissement forcé du col, qui constitue le premier temps de l'opération par l'instrument tranchant, est la source d'accidents péritonéaux fréquents, produits par les tiraillements exercés sur les ligaments péritonéaux, alors que le petit bassin a été antérieurement le siége de ces phlegmasies péri-utérines qui, sous l'influence d'un traumatisme quelconque, prennent aussitôt une nouvelle intensité.

Le tamponnement du vagin, par les pressions qu'il exerce sur le cul-de-sac péritonéal, la vessie, le rectum, et par la fétidité qu'il maintient dans la cavité vaginale, peut être également la source de péritonites ; aussi, Lisfranc ne le pratiquait pas, tant que la quantité de sang écoulé n'avait pas dépassé 360 gr ; et lorsqu'il le faisait, il n'introduisait pas le tampon directement sur le col, mais à la partie inférieure du vagin, laissant ainsi se former, entre la partie supérieure du vagin, et les pièces de l'appareil, un caillot qui fatiguait moins l'opérée.

L'écrasement linéaire offre le double avantage : 1° d'éviter l'hémorrhagie ; 2° de rendre inutile l'abaissement forcé du col.

Pour ce qui est de l'hemorrhagie, de nombreuses observations de tumeurs du col enlevées par M. Chassaignac et d'autres chirurgiens, prouvent que l'hémorrhagie n'est jamais grande et peut être arrêtée par un tamponnement très léger.

Quant à l'abaissement forcé du col, ou l'évite par l'emploi de l'écraseur, en agissant de la façon suivante : un spéculum de Šims est glissé le long de la paroi pestérieure du vagin, jusque sur le col ; saisissant alors avec des pinces de Museux la partie malade, un aide l'attire doucement en bas sans employer aucune force, pendant que le chirurgien, à l'aide de l'index, fait glisser l'anse de la chaîne d'un écraseur courbe jusque autour du col. Là il est quelques précautions à prendre : il faut avoir soin de fixer la chaîne assez haut, pour qu'elle embrasse toute la partie morbide, sans cependant porter sur les insertions vaginales du col et léser ainsi le péritoine ou la vessie; l'écrasement linéaire présente en outre d'autres avantages : il peut être employé comme méthode palliative, en raison du peu de gravité de son usage ; c'est ainsi que, dans certains cancers du col sur lequel existent d'énormes champignons fongueux, remplissant le vagin et donnant lieu à des hémorrhagies fréquentes qui plongent les malades dans une anémie profonde, non-seulement il permet, par l'ablation de ces tumeurs, d'apporter un soulagement à l'état de ces malades et de prolonger leur existence, mais encore l'emploi de l'écraseur dans ces cas est seul possible, à cause de l'état de faiblesse des malades chez lesquelles la moindre perte de sang suffirait, pour mettre la vie en danger.

Enfin la plaie produite par l'écraseur présente, en raison du tassement des tissus, une largeur beaucoup moins grande qu'avec l'instrument tranchant. Je rapporte ici deux observations, que j'ai prises dans le service de M. Verneuil et dans lesquelles on peut voir que les malades complétement exsangues ont pu, grâce à l'ablation de tumeurs fongueuses énormes par l'écraseur, reprendre leurs forces et obtenir ainsi une guérison temporaire sans avoir été exposées à aucun accident.

AMPUTATION DU COL DE L'UTÉRUS.

Mme G..., entrée le 1er mars 1868, salle Sainte-Jeanne, service de M. Verneuil. La malade est dans un grand état de faiblesse ; elle peut à peine marcher. La face présente une teinte jaune paille, type de la cachexie cancéreuse. L'appétit est presque nul.

Pas de douleurs hypogastriques. Pertes sanguines considérables qui affaiblissent beaucoup la malade.

Au toucher : tumeur fongueuse bosselée, du volume d'une petite orange, occupant toute la surface du col. Cette tumeur saigne beaucoup au moindre contact. Le jour de l'entrée de la malade, le toucher seul a provoqué une perte sanguine qui a nécessité l'application de perchlorure de fer sur la tumeur, et de glace sur le ventre. Le corps de l'utérus paraît sain.

En présence de ces hémorrhagies fréquentes, qui vont amener la mort de la malade dans un bref délai, M. Verneuil se décide à lui faire l'amputation du col de l'utérus, comme opération palliative.

Opération le 7 mars. — La tumeur est saisie avec des pinces et attirée légèrement en bas, puis M. Verneuil passe un trocart courbe à travers le col, en ayant soin de le faire pénétrer le plus possible au-dessus des végétations cancéreuses, puis les deux chaînes de l'écraseur dit à *double chaîne* étant passées dans le trocart, qui est ensuite retiré, on fixe les deux bouts de chaque chaîne sur l'écraseur, et la tumeur se trouve ainsi divisée en deux moitiés, dont chacune doit être sectionnée en même temps par une des anses de l'écraseur.

La section est faite en faisant avancer la chaîne d'un cran toutes les trente secondes. Aucune hémorrhagie. Quelques cuillerées de sang seulement s'écoulent à la fin de l'opération, à cause de la précipitation de la manœuvre de l'écraseur.

Traitement. — Deux petits tampons de charpie dont un est retiré le soir même et l'autre le lendemain. Injection d'eau tiède.

8 mars. Pas d'écoulement de sang, aucune douleur dans l'abdomen, miction facile, pas de fièvre.

Le 17. La malade va très-bien et a pu se lever dans la journée.

12 avril. La malade sort de l'hôpital. A ce moment la santé générale est considérablement améliorée. La malade a recouvré ses forces, l'appétit est revenu. La plaie qui existe encore à la surface du col présente la largeur d'une pièce de 20 centimes. Il existe aussi un peu de leucorrhée.

On voit dans cette observation que la base de la tumeur était trop large, pour être embrassée par l'anse d'une seule chaîne, aussi M. Verneul a ipédiculisé la tumeur en passant

un trocart à travers la base du col — la section des deux
pédicules aurait pu être faite successivement avec l'écraseur
ordinaire, mais pour rendre l'opération moins longue et
moins laborieuse, M. Verneuil s'est servi d'un écraseur auquel il a apporté une modification : elle consiste, en ce que
deux chaînes d'écraseur sont montées sur un même manche,
et peuvent agir simultanément en sens inverse.

AMPUTATION DU COL DE L'UTÉRUS.

Mme X;.., entrée le 31 janvier 1868, salle Sainte-Jeanne, service
de M. Verneuil. La malade fait remonter le début de sa maladie à
six mois ; elle accuse dans l'hypogastre des douleurs sinon vio-
lentes, mais occasionnant une grande gène. Douleurs lombaires et
périnéales en même temps. Digestions difficiles, tiraillements douloureux après les repas.

La malade est faible, d'un teint pâle, et elle nous dit que tous
les jours elle perd ses forces.

Du côté de l'utérus pertes sanguines peu abondantes, mais se
renouvelant fréquemment, leucorrhée très-abondante. Au toucher,
on trouve dans le vagin une masse volumineuse, fongueuse, mol-
lasse, implantée sur toute la lèvre inférieure du col de l'utérus, et
descendant jusque vers la vulve. Cette tumeur saigne facilement,
surtout par l'examen au spéculum. La lèvre supérieure est saine.

Opération le 10 février. — La tumeur est attirée légèrement en
bas vers la vulve avec des pinces de Museux, puis M. Verneuil
passe une chaîne d'écraseur au-dessus de la masse fongueuse, de
manière à embrasser toute la lèvre inférieure du col et à ne pas
laisser une partie de la tumeur au-dessous de la chaîne. La section
est faite en serrant l'écraseur d'un cran toutes les trente secondes,
sans qu'il y ait eu aucune hémorrhagie. La malade a perdu à peine
deux cuillerées de sang.

Pansement. — Un seul tampon de charpie a été mis dans le vagin
et a été ôté le soir même, à cause de la gène qu'éprouvait la malade.

Le 11. Rétention d'urine qui a cessé par l'application de cata-
plasmes

Le 25. La malade sort de l'hôpital pour aller au Vésinet. Examinée au spéculum à ce moment, on ne trouve plus à la place de la tumeur qu'une petite plaie de la grandeur d'une pièce de 50 centimes.

Quant à l'état général, il s'est considérablement amélioré. La leucorrhée a diminué beaucoup, la malade a repris ses forces, l'appétit est revenu, et les douleurs d'estomac ont complétement disparu.

Ainsi chez ces deux malades, il n'y a eu aucun accident; de plus, la guérison a été très-rapide, car l'une est sortie de l'hôpital au bout de quinze jours et l'autre au bout d'un mois.

Diverses objections ont été faites à l'emploi de l'écraseur: c'est ainsi qu'on a dit que, lorsque le tissu dégénéré avait envahi le col au-dessus des insertions vaginales, on ne pouvait enlever toute la masse morbide avec l'écraseur, sans craindre d'ouvrir le péritoine. Mais le danger est le même par l'emploi du bistouri, à moins que le cancer n'ait envahi que la cavité du col, et ces cas sont très-rares, car le plus souvent lorsque le cancer re monte haut, tout le col est envahi. Il est cependant une var té de tumeurs du col de l'utérus, dans laquelle l'emploi de 'écraseur seul est impossible et présenterait même les plus graves dangers: je veux parler de l'allongement hypertrophique sus-vaginal du col décrit par M. Huguier. Ce chirurgien procède de la façon suivante: il décolle en avant et en arrière la vessie et le cul-de-sac péritonéal, en ayant soin de ne pas sortir du tissu utérin, de manière à tailler dans le col une sorte de cône à base inférieure; puis à l'aide de l'écraseur, il achève la section de ce cône au niveau de son sommet. Suivant M. Chassaignac, il serait inutile de faire des décollements, et la section de la porton sous-vaginale du col suffirait à la guérison; mais si l'on réfléchit que l'hypertrophie porte, nous par sur la portion sous-vaginale du col qui le plus souvent est normale, mais bien sur la portion sus-vaginale, ainsi qu'on peut sans convaincre par l'emploi du cathétérisme utérin, on verra que, par l'usage de l'écraseur seul, on ouvrirait fatalement la vessie et le cul-de-sac péritonéal, qui, entraînés par la tumeur, arrivent au niveau de l'orifice externe du col.

CONCLUSIONS.

1° L'écrasement linéaire est· la meilleure méthode d'extirpation des tumeurs du col de l'utérus.

2° Il prévient l'hémorrhagie et les accidents péritonéaux, en supprimant le tamponnement et l'abaissement foncé du col, et en diminuant l'étendue de la plaie.

3° Il peut être employé comme méthode palliative dans certains cas, où l'hémorrhagie qui suit l'emploi du bistouri, amènerait fatalement la mort des malades.

4° Dans l'allongement hypertrophique sus-vaginal du col seul, l'écraseur ne doit être employé que combiné avec l'instrument tranchant.

Polypes de l'utérus, du vagin du rectum. Hémorrhoïdes. — Suivant Dupuytren, l'hémorrhagie, dans l'ablation des polypes de l'utérus, est très-rare après l'excision. Lisfranc dit également avoir excisé 165 polypes, et il n'a eu d'hémorrhagie inquiétante que deux fois (*Clinique chirurg.*, t. III). D'autres chirurgiens ont également employé l'excision et n'ont remarqué que rarement des hémorrhagies graves. J'ai vu dans le service de M. Denonvilliers enlever un polype utérin à large base, sans qu'il y ait eu d'hémorrhagie.

Obs. — Polype utérin du volume d'une grosse noix à pédicule large de 2 centimètres carrés environ, implanté vers l'angle gauche de l'utérus.

Dilatation préalable du col avec l'éponge préparée. Pas de douleur abdominales. M. Lannelongue ayant introduit l'index de la

main gauche dans la cavité utérine, jusque sur l'implation du polype, glisse le long de son doigt des ciseaux courbés, et il excise le
polype à petits coups.

La manœuvre opératoire a été assez difficile et a duré 20 minutes.

Suintement sanguin le premier jour, guérison complète.

On sait que l'emploi de l'instrument tranchant, dans l'ablation des polypes utérins, présente peu de dangers ; il en est
de même pour les polypes du vagin. Cependant il y a quel-
quefois des acidents ; ainsi Lisfranc a eu deux fois des hémorrhagies inquiétantes. Marjolin rapporte un cas de mort par
hémorrhagie. Velpeau, dans son *Traité de médecine Opératoire*, dit avoir observé un cas de mort par péritonite ; il
dit également avoir observé des suppurations et des phlébites
du petit bassin, à la suite d'extirpation de polypes utérins.
De plus, lorsque le polype est implanté très-haut dans la cavité utérine, il est très-difficile d'appliquer et de maintenir
des hémostatiques sur la coupe du pédicule. Il faut ou faire
des cautérisations qui ne sont pas sans danger, ou faire un
tamponnement vaginal qui n'empêche pas le sang de s'accu-
muler dans la cavité utérine, et qui est extrèmement gênant
pour la malade.

Enfin il est des cas, où les polypes ulcérés donnant lieu à
des hémorrhagies fréquentes qui ont plongé les malades dans un
état de faiblesse tel, que l'emploi d'une méthode d'extirpation
ne donnant lieu à aucune hémorrhagie est absolument nécessaire. L'écrasement linéaire, au contraire, est une méthode
plus sûre, en ce que, suivant M. Chassaignac, il met toujours
à l'abri de l'hémorrhagie et qu'il évite les accidents péritonéaux, en supprimant les causes qui les produisent habituelle-
ment, telles que le tamponnement, l'abaissement des polypes ;
d'un autre côté, si on songe qu'il est possible, comme dans

l'observation de M. Lannelongue, de pénétrer dans l'utérus avec des ciseaux et de parvenir à exciser un polype à base large, on conçoit qu'il sera bien plus facile de faire glisser sur le doigt une chaîne d'écraseur courbe, jusque sur le point d'implantation du polype, et d'en opérer la section d'une façon sûre et avec une rapidité assez grande.

Les polypes du rectum, en raison de l'extrême vascularité de la muqueuse rectale, surtout à sa partie antérieure, devront également être extirpés par la méthode de l'écrasement linéaire.

En résumé, bien que l'excision ne donne lieu qu'à des accidents rares, dans l'extirpation des polypes de l'utérus, du vagin, et du rectum, la méthode de l'écrasement linéaire devra être employée de préférence dans l'ablation de ces tumeurs:

1° Parce qu'elle met à l'abri de l'hémorrhagie et des accidents péritonéaux, en évitant l'emploi de l'abaissement forcé et des hémostatiques.

2° Parce que la manœuvre opératoire facile, tant par l'excision que par l'écrasement linéaire, lorsque les polypes siégent dans les cavités du col, ou dans le vagin, est rendue plus facile par l'emploi de l'écraseur, lorsqu'ils siégent dans la cavité utérine ou dans le rectum.

Quant aux tumeurs hémorrhoïdales, l'écraseur est préférable à l'instrument tranchant, en ce qu'il évite l'hémorrhagie et l'infection purulente, qui étaient si fréquentes à la suite de l'emploi du bistouri et même de la cautérisation au fer rouge. Cependant son emploi n'est pas absolument innocent; ainsi, pour ce qui est des hémorrhagies, M. Chassaignac dit lui-même que parfois la séparation de la tumeur hémorrhoïdale a été suivie de l'expulsion par l'anus de quelques ondées de sang assez fortes. De plus, M. Broca a observé une fois dans sa pratique l'infection purulente à la suite de l'emploi de l'écraseur; aussi beaucoup de chirurgiens préfèrent employer les caustiques. M. Gosselin a obtenu de nombreux cas de guérison avec l'acide nitrique. J'ai vu moi-même M. Lannelongue employer l'acice nitrique souvent, sans qu'il soit jamais survenu aucun accident. Enfin M. Verneuil se sert avec succès de la galvano-caustique. En faisant de simples ponctions avec le cautère en bec d'oiseau, le rayonnement du calorique est bien moins considérable qu'avec le fer rouge, et il résulte qu'on n'a pas à craindre une inflammation trop vive.

Quant aux rétrécissements consécutifs, l'écraseur n'expose pas plus que les autres méthodes à cet accident, qui dépend plutôt du siége des tumeurs, que de la méthode employée. En effet, ainsi que le dit Malgaigne (*Traité méd. opér.*); en général les opérateurs ont négligé ce point, que l'ablation des tumeurs, siégeant au-dessus de l'anus et uniquement recouvertes par la muqueuse, n'est pas suivie de rétrécissement ; mais, quand la tumeur occupe tout le pourtour de l'anus et qu'on enlève une zone circulaire de la peau, le rétrécissement est inévitable.

Tumeurs de la langue, du voile du palais et du pharynx. — L'instrument tranchant employé seul doit être banni dans l'ablation des tumeurs de la langue. En effet, outre que la ligature des vaisseaux est très-difficile à faire, à cause de la profondeur des cavités de la bouche et du pharynx, et à cause de la mobilité des organes, les autres hémostatiques, tels que les caustiques ou le fer rouge, présentent de nombreux inconvénients, propres à la situation de ces tumeurs, dont nous avons parlé à propos de la ligature préalable de la linguale. L'écrasement linéaire, au contraire, met d'une façon bien plus rare à l'abri de l'hémorrhagie et évite tous les inconvénients propres à la ligature des artères et à l'action des hémostatiques. Ainsi M. Chassaignac a relaté un grand nombre d'observations d'extirpation de la langue ou de tumeurs du voile du palais par l'écraseur, sans qu'il y ait eu ni hémorrhagie, ni aucun accident. Cependant la méthode de l'écrasement linéaire ne met pas, d'une façon absolue, à l'abri de l'hémorrhagie : ainsi, d'après une statistique d'Otto-Just, que nous avons déjà citée, sur 20 cas d'extirpation de la langue par l'écraseur, il y aurait eu 8 fois hémorrhagie ; de plus, cette méthode n'est pas applicable à tous les cas. Lorsque le plancher de la bouche et la partie postérieure de la langue sont envahis, l'excision avec la ligature préalable de la langue est la seule méthode qui puisse être employée. Malgré l'observation de quelques cas d'hémorrhagie, l'écraseur linéaire n'en a pas moins une grande supériorité sur l'instrument tranchant ; aussi, lorsqu'il s'agira d'un cancroïde de la langue bien limité ou d'une tumeur du voile du palais ou du pharynx, n'ayant pas une grande étendue, l'écraseur linéaire sera employé avec avantage.

Pour ce qui est des polypes naso-pharyngiens, l'écrasement linéaire serait assurément la meilleure méthode d'extirpation, mais on sait combien il est difficile, à cause du volume, de la situation de ces tumeurs et de leurs insertions multiples, de passer une chaîne d'écraseur autour de leur pédicule ; aussi dans toutes les observations, voit-on les chirurgiens employer l'arrachement morceaux par morceaux. L'écrasement linéaire, cependant, pourra être employé, lorsque le polype sera peu volumineux, à insertions peu étendues, sauf à ruginer ensuite les points d'attaches pour les détruire complétement. Enfin, il pourra servir au morcellement de ces tumeurs, et prévenir ainsi l'hémorrhagie.

La méthode nasale est celle qui se prête le mieux à l'emploi de l'écraseur. Quand le pédicule sera limité à la surface basilaire, dit M. Verneuil (*Bul. de la Soc. de chirurg.*, 1860), on pourra employer l'écraseur, car vu l'obliquité de la surface basilaire, la direction de la chaîne coupante, introduite par la partie supérieure des fosses nasales, étant la même que la surface basilaire, rasera les insertions du polype.

Tumeurs situées à la surface de la peau. — L'écrasement linéaire employé seul dans l'ablation de ces tumeurs, présente de nombreux inconvénients.

D'abord la peau résiste à l'action de la chaîne de l'écraseur et est difficilement divisée. De plus, dans l'ablation de certaines tumeurs, l'écrasement linéaire agit d'une façon trop aveugle pour pouvoir être employé. C'est ainsi que dans les adénomes de la parotide, les filets du facial qui, par la dissection avec le bistouri, sont facilement conservés, seraient inévitablement sacrifiés avec l'écraseur. Dans les tumeurs malignes de cette glande, l'écrasement linéaire employé seul serait d'abord d'un emploi difficile à cause des nombreux prolongements que présentent parfois ces tumeurs ; enfin, la carotide externe est une artère d'un volume trop considérable pour que l'écraseur puisse mettre, d'une façon sûre, à l'abri de l'hémorrhagie. De même, dans certaines tumeurs sous-cutanées, mobiles, sans adhérences, les ganglions par exemple, ou bien les adénomes du sein, l'écraseur sacrifie inutilement une grande partie de la peau et du tissu mammaire, et augmente ainsi l'étendue de la plaie, tandis que par l'instrument tranchant, l'opération se réduit à une simple incision linéaire ou cruciale, et la réunion par première intention peut être tentée. Enfin, dans les tumeurs de la face, dont l'ablation nécessite une autoplastie, l'écraseur doit être complétement abandonnc. Dans les tumeurs malignes du sein, l'emploi de l'écraseur serait plus indiqué, mais on a toujours l'inconvenient de soumettre à l'action de l'écraseur une grande étendue de peau ; de plus, lorsque les ganglions sont engorgés et qu'il est nécessaire de les enlever, on conçoit que l'emploi d'une autre méthode d'extirpation est nécessaire. L'emploi de la galvano-caustique serait peut-être ici utilement indiqué, surtout si on songe qu'elle expose beaucoup moins que l'instrument tranchant à l'érysipèle, si fréquent après l'ablation de ces tumeurs.

Enfin, il est un certain nombre de tumeurs qui, par leur siége, excluent d'une façon complète l'emploi de l'écraseur. Pour les tumeurs situées le long des gros paquets vasculo-nerveux, tels que ceux du cou, de l'aisselle, du pli de l'aine ou du creux poplité, l'emploi de l'instrument tranchant est indispensable, car le chirurgien est obligé de disséquer minutieusement et à petits coups et les nerfs et les vaisseaux artériels ou veineux. Avec l'écraseur, au contraire, on est obligé de sacrifier des nerfs très-importants, tels que le sciatique dans les tumeurs de la partie postérieure de la cuisse, le plexus brachial dans l'aisselle. Quant aux vaisseaux, on conçoit qu'alors même on est obligé de les sacrifier lorsqu'ils sont englobés par les tumeurs, la ligature seule peut mettre d'une façon sûre à l'abri de l'hémorrhagie.

Obs. — Encéphaloïde de la parotide enlevé par M. Lannelongue dans le service de M. Denonvilliers.

Tumeur du volume du poing, surface à unie, sans bosselures. Sa consistance est celle d'une tumeur solide, résistante, et en certains points élastique. Limites : en haut, elle arrive jusqu'au-dessous du lobule de l'oreille, mais elle n'a pas dépassé ce lobule ; en bas, elle dépasse de deux travers de doigt le bord de la mâchoire ; en avant, elle empiète sur le maxillaire ; en arrière, elle s'avance sous le trapèze. On peut l'isoler du maxillaire, elle est mobile sur cet os, profondément on la déplace de bas en haut et transversalement, mais cette mobilité n'est pas très-grande ; elle adhère donc à la parotide, mais à la partie inférieure de cette glande aux dépens de laquelle elle s'est développée, en s'avançant vers le cou. Adhérence de la peau en certains points seulement. Pas d'engorgements ganglionnaires.

Opération le 13 mai 1870. — M. Lannelongue fait une incision cruciale sur la tumeur, puis il dissèque la partie antérieure et superficielle, et pendant cette dissection, rencontre la veine jugulaire externe qu'il coupe après en avoir préalablement lié les deux bouts. La même manœuvre est faite pour la partie postérieure et superficielle de la tumeur, réservant ainsi la partie profonde de la tumeur qui est située le long des vaisseaux carotidiens. Il continue alors la dissection minutieusement et à petits coups, en portant le bistouri tantôt en avant, tantôt à la partie inférieure ou à la partie postérieure de la tumeur. La veine jugulaire interne qui apparait étalée à la partie postérieure de la tumeur est liée en deux endroits et coupée ensuite. En faisant soulever la tumeur, il arrive à la partie inférieure sur la bifurcation de la carotide primitive. Sûr alors de ce vaisseau, il continue la dissection des carotides internes et externes qu'il parvient à isoler de la tumeur, le pneumogastrique, le grand hypoglosse, l'artère thyroïdienne supérieure, la linguale, sont également disséqués et complétement isolés, une seule artère, qui paraît être l'occipitale, est coupée et liée immédiatement.

Lorsque la tumeur est enlevée, il reste une vaste plaie dans laquelle on voit battre très-distinctement la carotide primitive, la carotide interne et externe, la linguale et la thyroïdienne supérieure qui ici naissait de la carotide primitive. Il semble qu'on ait sous les yeux, suivant la comparaison de M. Lannelongue, une préparation anatomique des vaisseaux du cou, qui auraient été injectés.

Mort le 16 mai. — A l'autopsie, on a trouvé un cancer des voies biliaires, qui avait produit la rétention de la bile. Pendant la vie, la malade présentait une teinte ictérique.

Ainsi on voit, d'après la situation de cette tumeur, que par l'emploi de l'écraseur on aurait fatalement compris dans la chaîne la carotide primitive, la jugulaire interne, et le pneumogastrique ainsi que les carotides internes et externes, tandis qu'avec le bistouri il a été possible d'isoler tous ces vaisseaux. — Il y a cependant des tumeurs ; ce sont des tumeurs cirsoïdes artérielles d'un certain volume, dont l'extirpation avec l'écraseur seul ou combinée avec la ligature du tronc artériel principal, semblerait être faite d'une façon plus sûre qu'avec les autres méthodes.

Parmi les méthodes employées pour la guérison de ces tumeurs, aucune ne présente de garanties absolues, soit contre la récidive, soit contre l'hémorrhagie. D'après une statistique de Velpeau (*Traité de méd. opér.*, tome III), il résulte que la ligature de la carotide primitive est loin de suffire à la guérison des tumeurs érectiles de la tête, et que de nombreux insuccès ont suivi cette opération, à cause des anastomoses qui rétablissent le cours du sang ; — il faut, il est vrai, faire une exception pour les tumeurs de l'orbite, qui guérissent ordinairement par la ligature de la carotide primitive. Quant aux tumeurs érectiles des membres, celles qui n'occupent que les téguments, semblent également ne devoir céder que rarement à la ligature de l'artère principale.

D'autres chirurgiens ont eu recours aux injections coagulantes ; ainsi M. Gosselin (*Mém. sur les tumeurs cirsoïdes, Acad. des sciences*) rejette tous les moyens de traitements usités, et n'a recours qu'aux injections de perchlorure de fer ; mais, outre que cette méthode expose à laisser quelque partie de la tumeur en dehors de l'action thérapeutique locale qu'on exerce, il y a souvent des reproductions assez promptes. Enfin, on cite aussi des accidents graves survenus à la suite de son emploi. Ainsi, je trouve dans le Bulletin de thérapeutique de 1868, un cas de mort subite observé par le Dr Santesson, à la suite d'une injection de perchlorure de fer ; à l'autopsie, on trouva des caillots volumineux dans les gros troncs veineux, dans l'oreille et dans le ventricule droit. Probablement le liquide avait pénétré dans une veine de la tumeur.

Reste donc l'instrument tranchant; l'expérience prouve, que, pratiquée sur des tumeurs limitées et en ayant soin d'inciser dans les tissus sains, l'extirpation est le remède le plus sûr. M. Chassaignac explique ainsi le succès de cette méthode : suivant lui la tumeur érectile est un centre *d'appel*, une sorte de pompe aspirante à l'égard des vaisseaux qui l'alimentent. Il en résulte qu'après l'extirpation, l'activité circulatoire dans ces artères est beaucoup moins grande, et qu'elles reviennent à leur volume normal.

Obs. — Tumeur cirsoïde artérielle siégeant sur la région moyenne du front et du cuir chevelu, de forme ovalaire, mesurant 13 centimètres de haut sur 7 centimètres de large, et formant une saillie de 12 à 15 millim.

Ablation avec l'instrument tranchant ; huit ligatures sont faites.

Quatre mois après, les artères nasales, sous-orbitaires, temporales et occipitales, qui étaient très-fleuxeuses et dilatées, ont repris leur volume normal. (Decès, *Bullet. thérap.* 1858.)

Obs. — Tumeur siégeant à la région temporo pariétale droite, et s'étendant depuis l'arcade zygomatique jusqu'au sommet du crâne, en faisant un relief de 2 c.

A la partie inférieure de la tumeur, la peau est soulevée par de gros vaisseaux, qui sont des branches de l'artère temporale.

Extirpation de la tumeur. Véritable pluie de sang, augmentant à mesure que la section continue. Vingt ligatures furent appliquées. L'ablation fut facile, mais l'hémostase fut laborieuse.

La tumeur enlevée, les gros vaisseaux, qui convergeaient vers elle, s'affaissèrent promptement, et dès le quatrième jour les tronçons de la temporale droite étaient moins gros et moins pulsatifs, que ceux de la temporale gauche. (Guéniot, *Gaz. hôp.* 1868.)

On voit par ces deux observations, qu'un affaissement très-rapide des artères afférentes se produisit après l'extirpation de la tumeur. Mais s'il y a de nombreux succès, plusieurs accidents se sont produits entre les mains de chirurgiens expérimentés ; ainsi Velpeau (*Traité de méd. opér.*, tome III) cite deux cas de mort survenus entre les mains de Wardrop et Roux ; Hervez de Chégoin et Busch furent obligés de lier l'artère carotide externe, après avoir excisé une tumeur de la tempe chez un enfant de 30 mois. Enfin dans les deux observations de M. Decès et Guéniot, il y a eu une hémorrhagie très-abondante et difficile à arrêter, qui a nécessité un grand nombre de ligatures.

L'écrasement linéaire, d'après M. Chassaignac, mettrait d'une façon plus complète que l'instrument tranchant à l'abri de l'hémorrhagie ; ainsi, il a publié dans son Traité de l'écrasement linéaire, ou dans les Bulletins de la Société de chirurgie, plusieurs observations de tumeurs érectiles, volumineuses, enlevées par l'écrasement linéaire, sans hémorrhagie, ni primitive, ni consécutive.

On conçoit cependant que cette méthode puisse être suivie d'hémorrhagie, surtout lorsqu'il s'agit de ces tumeurs érectiles alimentées par des vaisseaux afférents flexueux, et d'un très-gros calibre.

Aussi dans ces cas, comme dans le cas de M. Guéniot, on pourrait faire la ligature préalable de l'artère principale, et enlever ensuite la tumeur avec l'écraseur, après l'avoir pédiculisée avec des aiguilles passées au-dessous d'elle. Lorsque, au contraire, la tumeur serait d'un petit volume, l'emploi de l'écraseur seul suffirait à l'ablation de la tumeur.

CHAPITRE VI

GALVANOCAUSTIE.

La galvanocaustie ou cautérisation électrique, dont la première application fut faite par Fabré-Palaprat, est entrée définitivement dans la pratique chirurgicale comme méthode d'extirpation des tumeurs, grâce aux efforts de Middeldorpff, qui le premier, dans son *Traité de Galvanocaustique* publiée en 1854, a décrit un appareil spécial, et des instruments qu'il avait fait construire.

Depuis, l'appareil instrumental a été heureusement modifié par M. Broca, qui a fait construire par M. Grenet une pile beaucoup plus commode que celle de Growe, dont se servait Middeldorpff; et par M. de Séré, qui a fait construire une lame de platine en forme cutellaire, et pouvant se manier comme le bistouri.

Les parties constituantes de l'appareil galvano-caustique pour l'exérèse des tumeurs sont :

1° *Une pile*. — La pile de Grenet qui se compose de plaques de zinc et de plaques de charbon, plongées dans un mélange d'eau, d'acide sulfurique et de bichromate de potasse. Pour obvier à l'affaiblissement du courant ou en augmenter l'intensité, un tube à insufflation débouche à la partie inférieure du vase, et selon que l'on veut plus ou moins chauffer le cautère, il suffit de souffler plus ou moins dans le liquide.

On peut encore, si le cautère devient trop chaud, soulever un peu les éléments de la pile en dehors du liquide.

2° *Un manche* fait d'une substance isolante comme le bois

ou l'ivoire, traversé par deux tiges de cuivre, qui s'adaptent d'un côté aux réophores, de l'autre à l'armature de platine.

3° *L'armature de platine*, celle qui est employée dans l'extirpation des tumeurs, se compose d'une lame ou d'un fil; 1° le fil appelé *anse coupante* sert à couper les tissus, il s'applique comme la ligature en masse ou l'écraseur linéaire, sur le pédicule des tumeurs; 2° la lame appelée *galvano-cautère*, épaisse et courte est recourbée dans un même plan comme un fer à cheval; elle se manie comme un bistouri.

Pour que l'hémostase soit parfaite, M. Verneuil se sert d'une lame épaisse d'environ un millimètre et demi. Les lames d'une épaisseur moindre coupent les tissus avec trop de rapidité et exposent à l'hémorrhagie.

Mode d'action. — Le galvano-cautère ou l'anse coupante agissent absolument de la même manière. S'ils sont chauffés à blanc, ils coupent les tissus absolument comme un instrument tranchant; les vaisseaux sont béants et l'hémorrhagie se produit. Si, au contraire, ils sont chauffés au rouge sombre; en même temps qu'ils coupent les tissus, ils produisent l'hémostase en laissant une escharre grisâtre d'une épaisseur de 1 à 2 millimètres, dont les limites sont parfaitement tranchées, et au-dessous de laquelle les tissus ne sont nullement lésés.

L'action de la galvanocaustie diffère de la cautérisation par le fer rouge, en ce qu'en raison du peu de volume des cautères galvaniques, la chaleur ne rayonne pas dans les tissus, et n'y produit qu'une réaction inflammatoire très-modérée.

Suivant M. Sédillot, l'hémostase se produirait également au rouge blanc, pourvu que l'opérateur ait soin d'agir très-lentement et superficiellement, de façon à ne pas entraîner, en retirant la lame cutellaire, l'escharre hémostatique. Ce-

Raymond.   5

pendant toutes les fois que j'ai vu employer la galvanocaustique dans le service de M. Verneuil, bien que la dissection fût faite avec lenteur, chaque fois que l'instrument rougissait à blanc par une insufflation trop rapide, il s'écoulait une petite quantité de sang, et l'on était obligé de laisser refroidir l'instrument, pour cautériser ensuite à plat la surface saignante. D'ailleurs, dans les observations mêmes de M. Sédillot (*Gaz. hebdom.* 1870, p. 342), il a été obligé après la section de cautériser à plat des artérioles qui donnaient du sang, il vaut donc mieux n'employer que les cautères chauffés au rouge sombre, dont l'action hémostatique est reconnue par l'expérience, comme beaucoup plus sûre.

Influence de la galvanocaustie sur les plaies. — Suivant M. Middeldorpff, la galvanocaustie, tout en produisant l'hémostase et en supprimant la douleur, mettrait à l'abri de tous les accidents consécutifs aux plaies. L'eschare produite par la cautérisation joue à leur égard le même rôle protecteur que la couche de tissus feutrés produite par l'écrasement linéaire. Il en résulte que les plaies étant ainsi assimilées aux plaies sous-cutanées, sont à l'abri de l'infection purulente, de la phlébite et de l'érysipèle. Assurément il peut y avoir de l'exagération dans l'opinion émise par M. Middeldorpff, mais elle n'est cependant pas dénuée de fondement ; pour ce qui est des accidents consécutifs aux plaies, l'expérience et un emploi plus général et plus répandu de la méthode galvanocaustique peuvent seuls permettre de juger la question. Cependant, déjà on peut dire que son innocuité est bien plus grande que celle des autres méthodes.

Depuis la publication du Traité de M. Middeldorpff, un grand nombre d'observations de tumeurs, traitées avec succès par la galvanocaustique, ont été publiées par MM. Broca,

Verneuil, Amussat, Mallez, Sédillot, etc., et les suites de l'opération ont toujours été très-bénignes.

Je rapporte également ici quelques observations, où la guérison s'est opérée sans aucun accident.

Obs. I — Tumeur fibro-plastique de la région occipitale enlevée par M. Laugier, à l'aide du galvano-cautère. (Je dois cette observation à l'obligeance de mon collègue M. Chrestien, interne des hôpitaux.)

F... (Antoine), âgé de 44 ans, bonne santé habituelle. Il y a cinq ans, le malade constate à la partie latérale gauche de la région occipitale une tumeur grosse comme une noisette, indolore et sans cause appréciable. Pendant trois ans, cette tumeur aurait conservé le même volume, mais depuis deux ans, elle se serait progressivement accrue. Il y a deux mois seulement qu'elle se serait ulcérée.

Le 12 mars. — On constate sur le côté gauche de la région occipitale une tumeur présentant une étendue transversale de 7 centimètres et verticale de 5 centimètres. La surface est inégale; la partie supérieure un peu étranglée à sa base, reproduit la forme d'un champignon; elle est rouge et suinte comme la peau dénudée de son épithélium par un vésicatoire et enflammée; la partie inférieure se confond avec les tissus voisins; la peau qui la recouvre est amincie, violacée, présente une ulcération arrondie à fond grisâtre.

La tumeur, de consistance élastique, glisse facilement sur l'occipital; elle n'est pas le siége de battements, pas de douleurs lancinantes; le malade ne souffre pas quand on la comprime. Suppuration mal liée, peu abondante, sans odeur spéciale ; en touchant à la tumeur on provoque de petites hémorrhagies. Deux ganglion volumineux, mais indolores au-dessous de l'apophyse mastoïde gauche; plusieurs autres ganglions présentent les mêmes caractères le long du sterno-mastoïdien. Etat général bon. Pas de teinte cachectique, pas d'amaigrissement ni de perte des forces.

M. Laugier reconnaît une tumeur maligne, de nature fibroplastique, et se décide à l'opérer. Il emploiera la cautérisation pour deux raison principales : d'abord parce qu'il évitera ainsi d'avoir à faire plusieurs ligatures difficiles à la nuque, sur des branches de l'occipitale plus développées qu'à l'état normal, et sera mieux à l'abri d'hémorrhagies primitives on secondaires ; ensuite parce que la cautérisation n'offre pas ici l'inconvénient de s'opposer à la réunion des bords de la plaie, qu'on ne saurait tenter, vu les conditions anatomiques de la région, et la large perte de substance qu'il faudra faire subir à la peau.

Le 18. Le malade est chloroformé. Avec le couteau galvanocaustique, ou cerne la base de la tumeur qui est disséquée peu à peu, et enlevée complétement. Le couteau est réappliqué à plat sur deux ou trois points d'où sortent quelques gouttes de sang. Aucune hémorrhagie.

Le 19. On ne renouvelle pas le pansement. Pas d'hémorrhagie, aucune douleur. T. 37-3 le matin et 37-5 le soir.

Le 20. Le pansement est imbibé d'une sérosité abondante et est renouvelé. Pas de douleur. Pas de fièvre. T. 37.4.

Le 24. Les eschares formées par la cautérisation se fendillent et laissent apparaître des gouttelettes de pus. La température a oscillé les jours précédents entre 36.8 et 37.4.

Le 27. La plaie est entièrement couverte de bourgeons charnus. On constate seulement, au centre de la plaie, un point très-limité de l'occipital qui est nécrosé. L'adénite cervicale a diminué.

15 avril. La cicatrisation est à moitié faite. Le gonflement des ganglions est presqne nul.

Obs. II. — Tumeur cancéreuse du voile du palais s'étendant au pilier antérieur, à la base de la langue, et la à face interne de la joue, enlevée par M. Verneuil (février 1870).

La bouche étant maintenue béante au moyen d'un dilatateur buccal, et le malade étant assis, la tête appuyée sur le bord du lit, M. Verneuil circonscrit la tumeur avec le couteau galvano-caustique, dans sa partie palatine, puis dans sa partie buccale. A ce moment, la manœuvre du couteau devient difficile, tant à cause de la position de la tumeur, qu'à cause de l'eschare produite, qui marque les limites du mal. Aussi arrivé à la partie qui tient à la base de la langue, M. Verneuil passe une chaîne d'écraseur autour de cette partie et en achève la section.

Hémorrhagie légère (4 à 5 cuillerées de sang) due surtout aux efforts faits par le malade.

Il reste vers la partie interne de la joue un petit prolongement de la tumeur que M. Verneuil se propose de détruire plus tard.

La plaie palatine est très-nette, exsangue, il n'y reste aucun vestige de la tumeur. La cicatrisation s'est faite sans aucun accident. Pas de fièvre. La partie de la tumeur qui restait a été détruite plus tard complétement.

Obs. III. — Cancroïde du gland enlevé par M. Verneuil (janvier 1870).

Tumeur du volume d'une noix, située sur la face dorsale du gland.

Une sonde ayant été introduite dans l'urèthre, un aide saisit la tumeur avec une pince à griffes, puis M. Verneuil circonscrit la tumeur avec le galvano-cautère et la dissèque à petits coups, le couteau étant à peine rouge.

Il ne s'est pas écoulé une goutte de sang. Légère escharre sur la surface de la plaie. Cicatrisation complète au bout de peu de temps sans aucun accident.

On voit que, dans ces trois observations, il ne s'est produit aucun accident ; de plus, la réaction inflammatoire a été nulle. Ainsi, dans l'observation de M. Laugier, on peut voir que, pendant toute la durée de la cicatrisation, la température a oscillé entre 36°-8 et 37°-5; dans les deux autres observations, il n'y a pas eu également de réaction inflammatoire. Dans une autre observation publiée plus loin, où il s'agit d'une tumeur de la région sus-hyoïdienne ; on n'a eu à noter qu'un peu de dysphagie sans fièvre. Mais, dans des observations dues à M. Sédillot, où il s'agit d'amputations de la jambe, et où, par conséquent, le traumatisme était plus considérable, on trouve que la fièvre a été presque nulle. La température a oscillé, dès les premiers jours, entre 36° et 37°. Enfin, on a noté aussi que la douleur consécutive était nulle.

Hémostase. — La première condition pour l'arrêt de l'écoulement du sang dans l'électro-thermie, c'est de convertir les tissus en eschares assez épaisses pour résister à l'effort impulsif du sang dans les vaisseaux, l'anse coupante et le couteau galvano-caustique sont les deux instruments, dont la forme spéciale convient à l'exérèse des tumeurs ; mais bien que leur action cautérisante soit identique, les résultats hémostatiques de la cautérisation ne sont pas les mêmes, à cause de la différence dans le manuel opératoire.

M. Broca a en effet démontré que l'anse coupante agit d'une façon aveugle, et qu'ainsi on risque beaucoup de ne pas enlever toute la masse morbide. De plus, à mesure que le fil se raccourcit, il s'échauffe davantage ; alors il coupe trop rapidement les tissus et l'hémorrhagie se produit. Enfin, il est arrivé parfois que le fil chauffé à blanc s'est fondu avant la la section complète de la tumeur.

Pour obvier à ces inconvénients, M. Broca conseille de diminuer l'intensité du courant, en faisant suspendre l'insufflation ou en faisant soulever la pile au-dessus du liquide. Malgré ces précautions, il est très-difficile de se mettre, d'une façon sûre, à l'abri d'une hémorrhagie, parce que, lorsque le fil est entré dans la profondeur des tissus, surtout s'il s'agit de tumeurs situées dans des cavités profondes, telles que le col de l'utérus, les tumeurs de la langue, il devient difficile d'apprécier sûrement le degré de chaleur ; et si l'hémorrhagie se produit, le chirurgien est obligé d'achever rapidement la section, pour pouvoir ensuite cautériser à plat les bouts artériels : c'est ce qui est arrivé à M. Broca dans l'extirpation d'une tumeur de la langue. M. Sédillot également, dans une amputation de la jambe (*Gaz. hebdom.* 1870) a été obligé, après la section circulaire de l'anse coupante, de cautériser à plat les artères, et même, dans une, d'achever l'opération avec l'instrument tranchant et de faire la ligature des artères.

L'anse coupante, surtout pour l'extirpation des tumeurs

profondes et renfermant des vaisseaux volumineux, paraît
donc être inférieure à l'écrasement linéaire. Par cette dernière méthode, en effet, on peut, avant de commencer la
section, tasser les tissus et comprimer les vaisseaux, de façon
à se mettre à l'abri de l'hémorrhagie, au moins pendant l'opération elle-même. Pour que l'anse coupante devînt une méthode hémostatique sûre, il faudrait pouvoir circonscrire la
tumeur, en comprimer les tissus, de façon à avoir une sorte
d'écrasement galvano-caustique, en même temps qu'une action cautérisante. En revanche, lorsqu'il s'agit de tumeurs ne
contenant pas de vaisseaux volumineux, et situées dans des
cavités peu accessibles, telles que les polypes du larynx, du
nez et certains polypes utérins, l'anse coupante devient d'une
utilité incontestable, parce qu'on peut l'introduire à froid autour du pédicule de ces tumeurs, et en achever ensuite rapidement la section.

Le *galvanocautère* présente de bien plus grands avantages pour l'extirpation des tumeurs : d'abord, au point de
vue du manuel opératoire, il permet, surtout pour les tumeurs superficielles, telles que les tumeurs du sein, les lipomes, de disséquer la production morbide à petits coups,
ainsi qu'avec un bistouri, et expose beaucoup moins à laisser dans la plaie des prolongements de la tumeur ; car,
à mesure que la dissection se fait, on peut s'assurer avec les
doigts si les tissus sont souples et ne contiennent aucune induration. Son maniement devient, il est vrai, plus difficile
pour les tumeurs situées dans des cavités muqueuses ; cependant, on peut, ainsi que l'a fait M. Verneuil (observ. II), enlever quelques-unes de ces tumeurs sans trop de difficultés.

Quant à l'hémorrhagie primitive, le galvano-cautère présente une grande supériorité sur l'anse coupante ; car, alors
même que les artères sont ouvertes et donnent du sang, on

peut immédiatement cautériser à plat le bout artériel et éviter ainsi toute perte de sang. De plus, la section n'étant pas linéaire, et étant plus ou moins oblique, il en résulte que les vaisseaux sont cautérisés à plat en même temps qu'ils sont ouverts. Mais bien qu'il soit toujours possible par la cautérisation d'arrêter l'hémorrhagie, à moins qu'il ne s'agisse de gros troncs artériels comme l'humérale ou la crurale, il n'en est pas moins établi que, rarement, une simple section cautérisante suffit pour l'hémostase, lorsqu'il s'agit de vaisseaux d'un volume moyen, comme les artères de la jambe et de l'avant-bras; et il faut toujours, à plusieurs reprises, cautériser à plat. Parfois même, le chirurgien a été obligé d'achever l'opération avec l'instrument tranchant et de faire la ligature des vaisseaux : c'est ce qui est arrivé à M. Sédillot pour une amputation sus-malléolaire. Dans une désarticulation de la cuisse, également (*Bull. Soc. anatomique* 1868), M. Verneuil, ayant voulu se servir du galvanocautère, ne put arrêter l'hémorrhagie qui se produisit, dès le début, lors de la section de la saphène interne, et il fut obligé d'achever la désarticulation avec le couteau.

On voit donc que, pour ce qui est des amputations et surtout des amputations faites près de l'origine des membres, non loin de l'organe central de la circulation, le galvanocautère est un hémostatique peu sûr et doit même être abandonné.

Lorsqu'au contraire, il ne s'agit que d'artérioles ou de vaisseaux capillaires, l'hémostase est parfaite et l'opération se fait, pour ainsi dire, à sec comme dans l'observation de cancroïde. Dans les tumeurs renfermant même des artères plus volumineuses comme l'occipitale, les branches de la temporale, l'extirpation peut se faire sans hémorrhagie.

Ainsi il y a quelque temps M. Verneuil a fait une amputation de verge avec le galvanocautère, sans qu'il se soit écoulé une goutte de sang, l'opération a duré 6 minutes.

Si nous recherchons maintenant la sécurité qu'offre la galvanocaustique au point de vue de l'hémorrhagie *consécutive*, nous trouvons qu'elle est bien différente, suivant qu'on a affaire à ces vaisseaux volumineux ou à des artérioles et des vaisseaux capillaires. Dans le premier cas, l'hémorrhagie consécutive bien que rarement signalée, s'est cependant produite. M. Broca rapporte deux cas d'hémorrhagie consécutive survenue au huitième jour, après une extirpation de la langue et la section d'un ankyloglosse complet. Dans d'autres observations il n'y a pas eu d'hémorrhagie consécutive, mais les chirurgiens ont eu soin, après la cautérisation, de tamponner la plaie. Ainsi M. Sedillot, dans les amputations de la jambe qu'il a faites, a toujours eu soin de couvrir les eschares avec des bourdonnets de charpie trempés dans du perchlorure de fer. Mais pour ces petits vaisseaux qui donnent lieu à ces hémorrhagies en nappe parfois si rebelles, le galvanocautère est un excellent hemostatique. Ainsi dans les tumeurs du sein par exemple, où il n'est pas rare de voir survenir des hémorrhagies en nappes consécutives difficiles à arrêter, surtout chez des sujets prédisposés aux hémorrhagies, le galvanocautère serait d'un emploi utile, comme méthode d'extirpation, car il éviterait d'abord toute perte de sang primitive, en même temps qu'il préviendrait le retour de l'hémorrhagie. De plus on sait combien ces tumeurs superficielles, les tumeurs du sein, les lipomes, prédisposent à l'érysipèle, et si la cautérisation galvanocaustique ne met pas à l'abri de cet accident d'une façon absolue, au moins elle en diminue la fréquence. Aussi, toutes les fois qu'on emploiera la galvanocaustique pour l'extirpation de tumeurs renfermant une ou deux artères d'un certain volume, on pour-

rait faire la ligature de ces bouts artériels ou achever l'extirpation de la tumeur avecl'écraseur.

La galvanocaustie semble donc, au moins pour les vaisseaux volumineux, être inférieure, comme hémostatique, à
la cautérisation potentielle et à l'écrasement linéaire, et on
peut en trouver la cause dans leur mode d'action sur les artères. D'après M. Broca, un fil de platine chauffé au rouge
produit sur l'artère fémorale d'un chien une sorte d'invagination récurrente de ses parois, dans une étendue d'environ
3 millimètres. C'est quelque chose de comparable aux résultats obtenus par M. Bouchacourt avec des cautères ordinaires ; mais, en raison du volume plus considérable des cautères potentiels, l'invagination récurrente produite dans le calibre de l'artère a une étendue plus considérable, est irrégu-
lière et s'oppose ainsi plus facilement à l'effort impulsif du
sang, en même temps qu'il favorise la formation du caillot.

Quant à l'écrasement linéaire, il semble fermer plus her-
métiquement le calibre de l'artère. D'après les expériences
de M. Chassaignac, les tuniques internes des artères, divisées
les premières, sont plissées et refoulées, de manière à former
déjà une espèce de tampon qui bouche la lumière du vaisseau ; d'autre part la tunique celluleuse adossée à elle-même
s'effile en quelque sorte avant de se détacher complétement,
et agglutine tellement ses propres parois l'une à l'autre,
qu'il y a là un second mode d'oblitération ou de fermeture
du vaisseau, qui étant ainsi oblitéré avant d'être coupé, peut
résister plus facilement à l'effort impulsif du sang.

CHAPITRE VII.

COMBINAISON DE L'INSTRUMENT TRANCHANT , DE L'ECRASEUR LINÉAIRE ET DU GALVANO-CAUTÈRE DANS L'EXTIRPATION DES TUMEURS.

Avant la création des deux méthodes d'extirpations des tumeurs, l'écrasement linéaire et la galvano-caustique, les chirurgiens n'avaient à leur disposition que la méthode sanglante, aidée de l'énucléation et de la ligature en masse. Aussi l'extirpation d'un grand nombre de tumeurs, telles que le cancer du col, le cancer du rectum, était-elle considérée comme très-grave, soit à cause de l'hémorrhagie, soit à cause des accidents consécutifs aux plaies ; et celle de quelques-unes, telles que le cancer de la partie inférieure du rectum , était jugée impossible et abandonnée par les chirurgiens.

Aujourd'hui, grâce à l'emploi combiné des nouvelles méthodes , non-seulement l'extirpation de certaines tumeurs est devenue possible, mais même on a pu rendre beaucoup moins grave l'extirpation de tumeurs, telles que les grosses tumeurs sous-cutanées, qui, par l'emploi de l'instrument tranchant seul, ne laissaient pas que de présenter des dangers sérieux, à cause de la vaste étendue des plaies et des nombreux vaisseaux qu'elles renferment.

Obs. I.— Tumeur fibro-plastique de la région fessière gauche. 1re ablation par Velpeau. Récidive. 2e Ablation par M. Verneuil au moyen du galvano-cautère et l'écraseur linéaire. Guérison. (Bourdy, th. Paris 1868).

Tumeur énorme plus grosse qu'une tête d'adulte, occupant toute la partie interne de la cuisse gauche. Son point de départ est le pli fessier. Les veines de la peau sont variqueuses, dilatées. La tumeur a près de 80 centimètres de circonférence ; elle a des connexions évidentes avec les muscles et les vaisseaux fessiers.

Opération. — M. Verneuil commença par circonscrire la partie supérieure de cette tumeur avec le couteau galvano-caustique ; quand le tiers de cette incision fut fait, il pénétra dans le tissu graisseux de la fesse, et tâcha, avec les doigts, d'énucléer le plus possible du produit par sa face profonde. Cette énucléation fut possible dans l'étendue de quelques centimètres.

La tumeur soulevée avec des érignes, M. Verneuil enfonce le gros trocart de Chassaignac, au point de réunion du tiers supérieur avec le tiers moyen, puis passe une chaîne transversalement, en ramène les deux bouts à la partie supérieure, et les fixe sur l'écraseur que M. Farabœuf, interne du service, commence à faire fonctionner lentement.

Pendant cette manœuvre, M. Verneuil fait à la limite inférieure une incision semblable à celle du haut ; il répète la même manœuvre, et passe une seconde chaîne. M. Cusco, voulut bien se charger de la marche de ce second écraseur.

Sur les côtés, on procéda de la même façon pour le placement de deux autres chaînes d'écraseurs. A un moment donné, trois écraseurs fonctionnaient ensemble. On s'aperçut, après l'application du quatrième, qu'une petite portion du milieu de la plaie n'avait pas été enlevée, et on appliqua une cinquième fois l'écraseur.

Pour les chaînes 3 et 4, M. Verneuil s'était servi, soit du doigt, soit d'un instrument pour creuser un canal (dans les tissus sains, naturellement) qui permît de passer les chaînes.

Grâce à la simultanéité d'action des instruments mis en usage, l'opération ne dura que 45 minutes ; à peine si la malade perdit 3 à 4 cuillerées de sang ; encore provenaient-elles d'une veine sous-cutanée, dont le couteau trop rouge n'avait pas arrêté l'hémorrhagie. La plaie fut énorme ; un des bouts de l'écraseur sortait près de la grande lèvre. Une grande partie du muscle grand fessier n'existait plus, on voyait à nu le grand trochanter, la tubérosité de l'ischion, le moyen fessier, le pyramidal, les jumeaux, l'extrémité supérieure des muscles de la cuisse.

Toute la peau avait été circonscrite par une incision faite en quatre temps et qui mesurait 82 centimètres.

Obs. II — Tumeur fibro-plastique de la partie pos'érieure de la cuisse. Ablation par M. Verneuil, le 31 janvier 1868, à l'aide du bistouri et de l'écraseur.

Tumeur très-volumineuse occupant toute la partie postérieure de la cuisse, s'étendant depuis le pli fessier jusqu'à 4 centimètres environ au-dessus du creux poplité. Cette tumeur est indolente; à la partie inférieure, on y constate une sorte de fausse fluctuation, la malade dit qu'elle a été beaucoup plus dure; la surface est sillonnée de quelques veines assez grosses; la peau est saine, non adhérente à la tumeur; lorsqu'on cherche à lui imprimer des mouvements, on constate qu'elle est mobile et non adhérente au fémur.

La tumeur n'a jamais été le siége d'élancements douloureux le long de la jambe. Bonne santé habituelle. Quelques éruptions acnéiformes sur la face et les épaules.

Opération. — M. Verneuil fait à la partie postérieure de la tumeur, une incision ovale, de manière à enlever avec la tumeur une partie de la peau; puis avec les doigts il cherche à isoler la tumeur des tissus environnants. Celle-ci s'énuclée assez facilement, quelques brides de tissu cellulaire soupçonnées de renfermer des vaisseaux, sont coupées avec le bistouri, après avoir été liées en masse.

En deux points seulement la tumeur adhérait assez fortement, à la partie superficielle, au muscle biceps dont une partie est excisée; et à sa partie profonde, au nerf sciatique qui est isolé de la tumeur. Cette tumeur enlevée, on en trouve une seconde du volume du poing, qui se prolongeait sous les muscles fessiers; celle-ci est également isolée, et comme elle adhérait très-haut par un pédicule assez gros, celui-ci est sectionné avec une chaîne d'écraseur sans hémorrhagie.

La première tumeur pèse environ 2 kilogrammes; sa surface est lobulée; une coque fibreuse assez résistante l'enveloppe, et envoie des prolongements dans la tumeur, que circonscrivent des lobes.

La plupart de ces lobes sont de consistance molle, ressemblant au tissu colloïde; quelques-uns seulement sont résistants, et présentent un aspect lardacé.

Examen microscopique, fait par M. Carville. La petite tumeur renfermait des cellules allongées fusiformes renfermant un noyau, situées au milieu d'un tissu conjonctif formé de fibrilles très-serrées. La tumeur la plus volumineuse était composée de cellules ovoïdes avec un noyau, situées au milieu d'une matière amorphe.

La plaie s'est cicatrisée complément; mais au bout de quelques mois une récidive est survenue sur place; la nouvelle production a été enlevée. Nouvelle récidive, désarticulation de la cuisse. Mort.

Obs. III. — Enchondrome de la partie supérieure et externe de la cuisse, du volume d'un gros œuf de poule.

Incision de la peau avec le bistouri; énucléation avec les doigts; section du pédicule avec l'écraseur sans l'hémorrhagie, guérison. (Maher, de Rochefort; Gaz. hôp. 1863.)

Obs. IV — Tumeur encéphaloïde de la région sus-hyoïdienne du volume d'une grosse orange.

Ablation faite par M. Verneuil au mois de juillet 1868, à l'aide du galvano-cautère et de l'écraseur.

La tumeur est violacée, paraît très-vasculaire. Elle présente à son sommet une ulcération de la largeur d'une pièce de 5 francs. On ne constate pas de ganglions engorgés autour de la tumeur. Le plancher de la bouche est sain.

La malade est âgée d'environ 50 ans. Bonne santé habituelle; un peu anémiée.

Opération. — M. Verneuil fait autour de la tumeur une incision à la peau avec le galvano-cautère. Puis il dissèque celle-ci, à petits coups avec le couteau, en allant de la circonférence au centre de la tumeur. Lorsque la tumeur est à peu près isolée, et qu'elle ne tient plus que par un pédicule encore assez volumineux, il en achève la section avec une chaîne d'écraseur.

Il s'est écoulé à peine deux ou trois cuillerées de sang.

Obs. V. — Ortéosarcome de la mâchoire inférieure. Extirpation. Guérison pendant un an. Récidive. Nouvelle opération faite par

M. Verneuil : ligature préliminaire de la carotide externe. Ablation
au moyen du bistouri et de l'écraseur linéaire. Hémorrhagies consécutives. Ligature de la carotide primitive. Mort.

Une saillie cylindrique soulève l'ancienne cicatrice ; elle remonte
en haut jusqu'à l'articulation temporo-maxillaire, descend jusqu'au
point occupé jadis par l'angle de la mâchoire, et en dedans du côté
de la bouche, proémine en envahissant la muqueuse, qui est rouge,
adhérente et légèrement excoriée.

Opération le 19 janvier 1870, en présence de MM. Cusco et Guyon.
— Pour découvrir la carotide externe, une incision fut menée du
point représentant l'angle manquant du maxillaire jusqu'au bord
antérieur du sterno-mastoïdien. J'allai à la recherche de la bifurcation d'abord, puis de l'artère thyroïdienne supérieure, mais le tra-
vail de mastication, consécutif à l'opération antérieure, avait modifié les rapports de la région et attiré fortement en dedans et en
haut la carotide externe. La thyroïdienne ne put être trouvée, je
cherchai plus haut le nerf hypoglosse, que M. Guyon considère
comme le meilleur point de repère, et avec raison, car aussitôt le
nerf trouvé, je n'eus qu'à découvrir le vaisseau qui le croise perpendiculairement, c'était la carotide cherchée. Elle fut liée à
15 millimètres environ au-dessous du nerf à une distance assez
grande de toute branche collatérale.

Cette opération préliminaire avait duré près de vingt minutes,
mais ce temps ne fut pas perdu, car pendant tout le reste de l'opération, l'hémostase fut prompte et facile, je n'eus à lier que trois
artérioles pendant la dissection superficielle, une quatrième, probablement la maxillaire interne, fut blessée à la fin de l'opération.
Comme sa position profonde rendait difficile l'application d'un fil,
je me contentai de la saisir avec une pince à ligature, qui fut maintenue dans la plaie jusqu'au quatrième jour. J'ajoute que la quantité de sang perdu fut peu considérable (environ deux palettes) et
que la combinaison de la ligature préalable et de la section des
parties profondes avec l'écraseur linéaire, eut le double avantage
d'économiser le sang et de me donner une sécurité complète pen-
dont tout le temps de cette longue opération.

La ligature pratiquée, une incision faite de haut en bas sur l'ancienne cicatrice vieut rejoindre la place de la ligature. Dissection

de la lèvre antérieure. La parotide adhère fortement à la tumeur; il faut en sacrifier une partie, et le nerf facial en même temps.

Dissection de la lèvre postérieure un peu moins laborieuse, ici on redouble de précautions pour isoler la face postérieure et interne de la tumeur des vaisseaux carotidiens. On y parvient, en se servant le plus souvent du doigt et d'instruments mousses. Le bistouri et les ciseaux, prudemment conduits sur l'angle de l'index gauche, isolent les extrémités supérieures et inférieures de la tumeur.

Celle-ci, séparée de ses connexions en haut, en bas, en avant, en arrière, ne tient plus que par sa face interne, qui répond à la joue, au pilier du voile du palais et à la portion voisine du pharynx. Jusqu'alors la cavité buccale n'a point été intéressée et n'a point reçu une seule goutte de sang.

Pour compléter l'ablation, je procède de la manière suivante : une sonde cannelée, portée dans l'angle supérieur et antérieur de la plaie, est dirigée vers la cavité buccale ; sa pointe est reconnue par la pulpe de l'index gauche introduit dans la bouche à l'aide d'une pression modérée. Les parties molles sont traversées, un stylet conduit dans la cannelure de la sonde, sert à porter un fil dont un des chefs est ramené par l'orifice buccal.

La sonde est introduite de nouveau et de la même manière dans l'angle antérieur et inférieur de la plaie, un second fil traverse la paroi. Les chefs buccaux de ces deux fils étant réunis par un nœud, une anse est constituée. Le fil est remplacé par une chaîne d'écraseur, qui divise verticalement la muqueuse génale au devant de la tumeur.

Une autre chaîne, placée de la même façon, en arrière de la tumeur, divise à son tour et verticalement la paroi pharyngienne.

Deux autres chaînes, agissant horizontalement, achèvent de détruire les connexions supérieure et inférieure de la masse morbide. Celle-ci ne tient plus que par un pédicule, adhérant à la partie la plus reculée de la face externe de la mâchoire supérieure, un fil triple étreint ce pédicule, et quelques coups de ciseaux achevèrent l'ablation, c'est alors qu'on voit surgir un jet artériel assez fort, dont on se rendit maître en saisissant le vaisseau avec une pince qui fut laissée en place.

Le 24. Première hémorrhagie, ligature médiate.

Le 26. Nouvelle hémorrhagie par le bout central de l'artère carotide externe. Ligature de la carotide primitive. Mort le 27.

Les détails de cette observation et l'autopsie sont décrits au long dans la *Gazette des hôpitaux* de 1870, page 143. (Communication de M. Verneuil à la Société de Chirurgie.)

On peut voir par les observations précédentes, que la combinaison des diverses méthodes d'extirpation dont nous avons parlé, présente de grands avantages sur l'emploi unique d'une seule méthode ou de l'instrument tranchant combiné à la ligature en masse : d'abord elle rend moins grave l'ablation des tumeurs tout en la rendant plus facile et plus sûre ; c'est ainsi que, pour les grosses tumeurs sous-cutanées telles que les tumeurs fibro-plastiques, par l'emploi de l'instrument tranchant même combiné à l'énucléation, on est obligé de faire un grand nombre de ligatures qui souvent sont fort difficiles à faire, à cause de l'anfractuosité et de la profondeur de la plaie ; on peut il est vrai, employer la ligature en masse des pédicules qui paraissent contenir des vaisseaux ; mais, outre que souvent ce fil étreint mal les vaisseaux à cause du volume ou de la friabilité des tissus, la ligature présente ici le grand inconvénient de laisser dans la plaie, des tissus qui vont se mortifier et pourront devenir le point de départ d'accidents consécutifs ; de même, par l'emploi de l'écraseur linéaire seul, outre que la peau présentera de la résistance à cause de sa grande étendue, il serait imprudent de laisser à la section aveugle de l'écraseur la division des parties profondes qui peuvent adhérer soit à une artère importante, soit à un nerf principal, comme on peut le voir dans l'observation I, où le nerf sciatique adhérant à la tumeur, il fallut le séparer minutieusement avec le bistouri. Donc pour ce genre de tumeurs, on pourra diviser la peau avec le bistouri, ou mieux avec le galvanocautère ; puis, en énucléant la tumeur avec les doigts,

Raymond.   12

lorsqu'on rencontrera un pédicule volumineux paraissant contenir des vaisseaux, on appliquera une chaîne d'écraseur qui sera confié à un aide ; pour abréger la durée de l'opération, plusieurs écraseurs pourront être manœuvrés en même temps ; poursuivant l'énucléation si la tumeur paraît être voisine d'un paquet vasculo-nerveux important, le chirurgien pourra ici se servir du bistouri avec avantage, et le séparer par une dissection minutieuse. — Mais, c'est surtout dans l'ablation des tumeurs très-vasculaires, situées profondément telles que les tumeurs cancéreuses de la parotide ou les tumeurs analogues à celle qui fait le sujet de l'observation V, que la combinaison des diverses méthodes donnera une plus grande sécurité au chirurgien. C'est ainsi que surtout avec la ligature préalable de l'artère principale, après avoir mis à nu la surface extérieure de la tumeur soit avec le bistouri, soit avec le galvanocautère, on pourra pédiculiser les prolongements qu'envoie la tumeur, et y appliquer une ou plusieurs chaînes d'écraseur, qu'on pourra faire manœuvrer à la fois, on rendra ainsi l'opération aussi rapide qu'avec le bistouri, et beaucoup plus sûre.

Enfin dans certaines tumeurs, telles que les tumeurs situées profondément dans l'aisselle ; les tumeurs de l'aîne, du creux poplité, on pourra inciser la peau avec le galvanocautère, mais ensuite il sera plus prudent de disséquer la tumeur avec le bistouri, de la surface à la profondeur, jusqu'à ce que le paquet vasculo-nerveux soit complétement séparé de la tumeur ; et lorsqu'elle ne tiendra plus que par un pédicule, qui, en raison de sa situation profonde rendrait l'hémostase difficile, on appliquera une chaîne d'écraseur.

Mais la combinaison des méthodes d'extirpation présente encore un grand avantage : c'est d'épargner le sang des malades. En effet, ainsi que le dit, M. Verneuil, non-seulement la perte d'une trop grande quantité de sang peut avoir une influence fâcheuse sur la marche de la plaie ; mais il est des malades profondément anémiés, chez lesquels il est absolument nécessaire d'éviter toute perte de sang un peu considérable.

La combinaison des diverses méthodes, seule permet d'atteindre ce but, tout en évitant les inconvénients propres à chaque méthode isolée, alors même qu'elle mettrait à l'abri de l'hémorrhagie ; c'est ainsi que, dans l'observation III, où il s'agit d'un enchondrome de la cuisse du volume d'un œuf, assurément l'emploi du bistouri seul, ou bien de l'écraseur, eût permis d'enlever la production morbide, sans qu'il s'écoulât beaucoup de sang ; mais, d'un côté il eût été assez long de pratiquer des ligatures; de l'autre, l'emploi de l'écraseur s'accommode mal des tumeurs recouvertes par une grande étendue de peau ; tandis qu'en incisant la peau avec le bistouri et en appliquant ensuite la chaîne sur le pédicule qui contenait des vaisseaux venant de l'artère musculaire externe, ou a pu enlever la tumeur sans aucune hémorrhagie.

De même, dans l'observation IV, où il s'agit d'une tumeur encéphaloïde de la région sus-hyoïdienne contenant beaucoup de vaisseaux, grâce à l'emploi du galvano-cautère pour la division des parties superficielles, et de l'écraseur pour celle des parties profondes où il devenait difficile de faire manœuvrer le couteau galvano-caustique, M. Verneuil a pu enlever la tumeur avec une perte de sang insignifiante (2 à 3 cuillerées de sang).

Enfin, il est certaines tumeurs, telles que le cancer annulaire de la partie inférieure du rectum, dont l'ablation, considérée comme extrêmement grave et difficile, peut être pratiquée facilement, et avec beaucoup moins de danger, grâce à l'emploi combiné du galvano cautère et de l'écraseur. Avant de décrire ce procédé, que nous avons vu employer par M. Verneuil, nous allons examiner rapidement les différents procédés d'extirpation du rectum.

Procédé de Lisfranc. — Lisfranc est le premier chirurgien, après Faget, qui ait osé enlever le rectum. Il faisait deux incisions semi-lunaires et disséquait la tumeur de bas en haut, jusqu'au-dessus des limites du mal ; puis, une fois introduit dans le rectum il abaissait l'intestin et achevait la section avec des ciseaux.

Procédé de Velpeau. — Ce procédé est le même que celui de Lisfranc, sauf qu'après les deux incisions semi-lunaires, il passait des fils au-dessus des limites du mal et en faisait la ligature.

Procédé de M. Denonvilliers. — (Fumouze, thèse Paris 1865); il se compose de trois temps :

Premier temps. — Dissection de la partie postérieure et des parties latérales de la tumeur jusqu'au delà des limites du mal.

Deuxième temps. — Section de la partie postérieure du rectum sur la ligne médiane. Cette incision permet d'explorer avec le doigt toute l'étendue de l'intestin et de reconnaître les rapports des tissus malades avec les organes environnants (prostate, vagin, etc.). De plus, elle se fait sans hémorrhagie, à cause de l'absence de vaisseaux dans cette région.

Troisième temps. — Il reste à disséquer la paroi antérieure de l'intestin. On fait saisir par un aide avec une pince la paroi de l'intestin, au-dessus du point où l'on veut pratiquer l'excision ; puis, le chirurgien ayant saisi l'intestin entre le pouce et l'index, coupe perpendiculairement l'intestin avec des ciseaux, centimètre par centimètre, en ayant soin de lier les artères au fur et à mesure.

Enfin, on isole complétement l'intestin dans ses attaches supérieures et dans ses adhérences avec la prostate, l'urèthre et le vagin.

Ce dernier procédé, grâce à l'incision de la paroi postérieure de l'intestin, rend la manœuvre opératoire beaucoup plus facile, et, en réservant pour le dernier temps la dissection de la paroi antérieure, qui est la plus riche en vaisseaux, il rend l'hémostase plus facile à faire. Cependant, lorsque le cancer remonte très-haut, il est souvent difficile de lier les vaisseaux qui sont rétractés et cachés entre les tuniques du rectum et du vagin. Enfin l'hémorrhagie consécutive est très-grave, en ce qu'une grande quantité de sang peut se coaguler dans le rectum et causer la mort, comme dans le cas de Velpeau (*Méd. opér.*, t. IV). De plus, elle nécessite un tamponnement, ou l'application du fer rouge, qui peuvent provoquer une péritonite, à cause du voisinage du cul-de-sac péritonéal.

Pour obvier à ces inconvénients, M. Chassaignac s'est servi de l'écraseur, mais il fallait, pour cela, arriver à pédiculiser la tumeur, ce qui était fort difficile dans ce genre de tumeurs. Voici le procédé qu'il emploie :

«Après avoir divisé la tumeur en deux parties latérales, je fais pénétrer d'arrière en avant le trocart courbe, de la région pré-coccygienne jusque par dessus la limite la plus élevée de la tumeur. Une bougie uréthrale fixe, conduite par la canule, jusque dans l'intérieur du rectum est ramenée au dehors, entraînant un fil qui se trouve à cheval sur la moitié postérieure de l'intestin, en sens vertical. Un fil est placé de la même manière à la partie antérieure de l'intestin, et l'on obtient ainsi une anse qui sert à entraîner la chaîne et à la mettre en position (*Tr. Méd. opér.*, page 779). »

Mais ce procédé de pédiculisation est fort difficile à appliquer, surtout lorsque le cancer est étendu en haut et occupe une grande épaisseur des tuniques de l'intestin. L'anse embrasse une trop grande étendue de tissus pour pouvoir former un pédicule bien limité et comprenant toute la tumeur. De plus l'anse doit comprendre une grande étendue de peau, et on sait qu'elle résiste beaucoup à l'action de l'écraseur, aussi bien que l'écraseur employé seul mette à l'abri de l'hémorrhagie, son usage isolé est d'une exécution difficile. C'est pour obvier à ces inconvénients que M. Verneuil a imaginé de combiner l'action du galvanocautère avec celle de l'écraseur.

On peut diviser ce procédé en cinq temps :

Premier temps. — On fait pénétrer un trocart courbe dans le rectum sur la paroi latérale du coccyx ; ce trocart guidé sur un spéculum, ressort par l'anus ; par ce moyen, on passe une chaîne d'écraseur qui divise la paroi postérieure du rectum et la région périnéale postérieure. Ce premier temps constitue une opération préliminaire, qui permet d'explorer par le toucher les limites du mal.

Deuxième temps. — Avec un trocart courbe, on fait une ponction au niveau de la commissure antérieure de l'anus ; ou passe au-dessous du périnée de manière à le laisser intact ; ou conduit la pointe du trocart, soit entre la tumeur et la prostate chez l'homme, ou la paroi vaginale chez la femme, soit dans le vagin lui-même s'il est envahi par la production morbide ; on fait ensuite ressortir le trocart par l'anus, après l'avoir fait passer au-dessus de limites du mal. Une chaîne d'écraseur est placée à travers ce trajet, et on fait ainsi une section verticale antérieure, de la tumeur.

Troisième temps. — Incision verticale au niveau du coccyx avec le galvano-cautère, et dénudation de cet os dans une étendue assez grande pour qu'on puisse en faire la résection avec une pince de Liston ; puis, avec une trocart, ou fait une ponction au niveau de l'extrémité supérieure de la région coccygienne, en passant au-dessus de la tumeur, et avec l'écraseur on fait une section verticale postérieure. De cette façon, la circonférence de la tumeur se trouve divisée en deux moitiés latérales.

Quatrième temps. — Incision elliptique avec le galvano-cautère occupant l'épaisseur de la peau et cernant la circonférence du rectum. Cette incision, faite à petits coups, est prolongée jusqu'au niveau des limites supérieures de la tumeur.

Cinquième temps. — Lorsque la tumeur ne tient plus que par deux pédicules latéraux, on applique sur chacun d'eux une chaîne d'écraseur et ou achève l'extirpation. Si les pédicules sont trop volumineux, ou les divise en deux portions au moyen de l'écraseur.

Obs. — Cancer annulaire de la partie inférieure du rectum, enlevé par M. Verneuil, à l'aide du galvano-cautère et de l'écrasseur.

C... Eugénie âgée de 16 ans. La malade nous dit, qu'à l'âge de 10 ans, elle avait une tumeur à l'anus, qui sortait et rentrait alternativement. Cette tumeur est rentrée d'elle-même à l'âge de 13 ans. Depuis elle ne s'est aperçue de rien, et elle ne souffrait nullement du côté de l'anus.

Au mois de mai 1867, la malade a commencé à souffrir. Elle avait à l'anus et dans le rectum des élancements très-douloureux. Elle avait aussi des coliqués très-fortes. En même temps, les selles sont devenues très-douloureuses. Constipation opiniâtre. Depuis l'âge de 10 ans, elle a eu des écoulements sanguins après chaque garde-robe. Il y avait également un écoulement ichoreux dans l'intervalle.

Antécédents : mère morte à 39 ans au bout de vingt-six mois de maladie. La malade nous dit qu'elle souffrait dans le ventre. Ni frère ni sœurs.

Actuellement, la malade est petite, grêle, très-peu forte pour son âge. Du côté gauche, derrière le sterno-mastoïdien, ganglions engorgés. Battements de cœur. Bruit de souffle anémique. Douleurs peu aiguës dans le rectum. Coliques abdominales très-fortes. Constipation opiniâtre.

Au toucher rectal : tumeurs, dures, bosselées, qui entourent la partie inférieure du rectum. Ces tumeurs s'imbriquent les unes dans les autres, et constituent un rétrécissement du rectum, qui rend la sortie des matières très-douleureuse et très-difficile. Le doigt, porté vers la partie supérieure du rectum, ne peut atteindre que difficilement les limites du mal.

En présence de ces symptômes de rétention des matières fécales, M. Verneuil songe d'abord à détruire le rétrécissement, pour procurer à la malade un soulagement momentané.

Pour cela il se décide à inciser la région périnéale postérieure et la paroi postérieure du rectum, depuis le coccyx jusqu'à l'anus.

Opération le 20 janvier 1868. — Sur la ligne médiane, allant du coccyx à l'anus, M. Verneuil fait avec le bistouri une incision de la peau, puis un spéculum univalve étant introduit dans l'anus, il fait pénétrer un trocart courbe dans le rectum, sur la paroi latérale gauche du coccyx. Le trocart, guidé sur le spéculum, sort par l'anus. M. Verneuil retire alors le trocart et, par l'intermédiaire de la canule, il fait passer une chaîne d'écraseur dans le rectum. L'incision de la paroi du rectum et de la région périnéale postérieure est faite en dix-neuf minutes.

L'incision étant faite, on écarte les lèvres de la plaie, et on voit que la partie inférieure du rectum, est entièrement entourée par des tumeurs bosselées et très-dures. Le doigt étant introduit dans le rectum, on constate qu'il passe très-facilement, et qu'on peut remonter très haut, dans la partie supérieure du rectum. L'orifice anal est complétement sain.

Une petite partie d'une de ces tumeurs est enlevée avec l'écra-seur, pour être examinée au microscope. Examinée à l'état frais, on trouve un grand nombre de fibres de tissu conjonctif, et par places de grandes cellules épithéliales avec noyau transparent.

Le 21 janvier. — La malade se sent soulagée ; elle a pu aller facilement à la garde-robe. Les coliques abdominales ont dimi-nué d'intensité. Difficultés pour uriner. Pouls à 120.

Le 23. — L'état général est bon, l'appétit est revenu. La malade va facilement à la garde-robe. Elle peut uriner maintenant avec facilité.

8 février. La malade va bien, mais elle se plaint toujours de pe-tites douleurs dans le rectum et de coliques abdominales. Exami-née de nonveau, on trouve que le doigt atteint très bien en arrière les limites de l'induration. En avant, c'est moins facile ; cependant le doigt, porté un peu profondément, peut saisir les tissus indurés et les abaisser vers l'anus. Sur les côtés, le doigt est assez serré en-tre les surfaces de la tumeur, cependant on en atteint la limite, quoique un peu difficilement du côté gauche.

Le toucher vaginal a été pratiqué en même temps, et on a trouvé que la paroi recto-vaginale était envahie par l'induration et ne pouvait être isolée.

Malgré l'étendue des tissus indurés, qui circonscrivent la partie inférieure du rectum, et considérant, que la santé de la malade est satisfaisante, qu'elle a pris de l'embonpoint depuis l'incision de la région périnéale postérieure, et tenant compte en outre que ces tumeurs s'accompagnent rarement d'engorgements ganglionnaires, et que la malade succombera fatalement aux progrès du mal, M. Verneuil se décide à enlever la partie inférieure du rectum.

Opération le 11 mars 1868. — La malade étant couchée sur le côté gauche et la cuisse droite fléchie sur la fesse, M. Verneuil fait une ponction avec un trocart courbe, au niveau de la commissure antérieure de l'anus, passe au-dessus du périnée, de manière à le lais-ser intact, puis, après avoir pénétré dans le vagin, il ponctionne la cloison recto-vaginale au-dessus de la tumeur, et fait ressortir le trocart par l'orifice anal. Une chaîne d'écraseur est passée à travers ce trajet, et on pratique ainsi une section verticale antérieure de la tumeur. Pendant qu'un aide fait manœuvrer cet écraseur,

M. Verneuil fait avec le galvano-cautère une incision verticale d'environ 4 centimètres au niveau du coccyx, dénude cet os et en fait la résection avec une pince de Liston ; puis, continuant la dissection des parties latérales du coccyx et de la tumeur, en partie avec le galvano-cautère, en partie avec les doigts, il fait une ponction, avec le trocart, au niveau de la région coccygienne en passant au-dessus de la la tumeur, et avec un deuxième écraseur, fait une section verticale postérieure. De cette façon, la circonférence de la umeur se trouve divisée en deux moitiés latérales, la moitié latérale gauche étant plus considérable et formant à peu près les deux tiers du volume total.

M. Verneuil dissèque alors la partie antérieure gauche de la tumeur et avec une chaîne d'écraseur, fait une section transversale de la paroi recto-vaginale et de la partie latérale antérieure de la tumeur : de cette manière, la partie latérale gauche de la tumeur, dont le volume était plus considérable se trouve pour ainsi dire divisée en deux parties.

Pendant que des aides font manœuvrer les écraseurs, M. Verneuil continue la dissection des parties latérales avec le galvanocautère, en ayant soin de cautériser à plat les artérioles qui donnent un peu de sang. Une fois que la tumeur est parfaitement isolée, on applique une chaîne d'écraseur au-dessus de chaque pédicule, de façon à en pratiquer la section transversale. Malheureusement, à la fin de la séparation de la partie latérale gauche qui remontait très-haut, M. Verneuil s'aperçoit qu'il a ouvert le péritoine, et en fait la suture.

L'opération s'est effectuée sans aucun écoulement sanguin, grâce à l'emploi combiné de l'écraseur et du galvanocautère.

Après l'extirpation de la tumeur, il reste une vaste cavité comprenaut les fosses ischio-rectales et la cavité vaginale, au centre de laquelle se trouve l'orifice du rectum.

Tr. — De la charpie est placée sur les parties latérales de la plaie, de manière à empêcher les matières fécales de se répandre sur les tissus environnants.

Le soir, à quatre heures, la malade a quelques douleurs dans le ventre.

12 mars. Vomissements bilieux, ballonnement du ventre, coliques abdominales, rétention d'urine. Pouls à 130.

Mort le 13 mars.

Autopsie. — Lésions de la péritonite. Les intestins sont rouges, injectés et distendus par des gaz. Le mésentère étant enlevé, on trouve du pus dans le petit bassin.

On voit par cette observation qu'avec l'emploi du galvano, cautère et de l'écraseur, on évite toute espèce d'hémorrhagie dans une région très-vasculaire. De plus, on arrive ainsi plus sûrement, par la dissection tantôt avec le galvano-cautère, tantôt avec les doigts, à dépasser les limites du mal, et on évite les difficultés propres à la pédiculisation par la chaîne de l'écraseur seul. A défaut du galvano-cautère, ou pourrait faire l'incision elliptique avec le bistouri, ainsi que l'a fait M. Maisonneuve (Mémoire sur la ligature extemporanée, Académie des sciences). Enfin si la tumeur ne remonte pas très-haut, il suffira de faire une section verticale postérieures sans avoir recours à la résection du coccyx.

TABLE DES MATIÈRES.

A. Parent, imprimeur de la Faculté de Médecine, rue M^r-le-Prince, 31.